龚志贤

川派中医药名家系列丛书

田丰玮　主编

中国中医药出版社
· 北 京 ·

图书在版编目（CIP）数据

川派中医药名家系列丛书.龚志贤/田丰玮主编.—北京：中国中医药出版社，
2018.10

ISBN 978-7-5132-4992-8

Ⅰ.①川… Ⅱ.①田… Ⅲ.龚志贤—生平事迹 ②中医临床—经验—中国
—现代 Ⅳ.① K826.2 ② R249.7

中国版本图书馆 CIP 数据核字（2018）第 102070 号

中国中医药出版社出版

北京市朝阳区北三环东路 28 号易亨大厦 16 层
邮政编码 100013
传真 010-64405750
廊坊市祥丰印刷有限公司印刷
各地新华书店经销

开本 710×1000 1/16 印张 14 彩插 0.5 字数 219 千字
2018 年 10 月第 1 版 2018 年 10 月第 1 次印刷
书号 ISBN 978 - 7 - 5132 - 4992 - 8

定价 59.00 元
网址 www.cptcm.com

社 长 热 线 010-64405720
购 书 热 线 010-89535836
维 权 打 假 010-64405753

微信服务号 zgzyycbs
微商城网址 https://kdt.im/LIdUGr
官方微博 http://e.weibo.com/cptcm
天猫旗舰店网址 https://zgzyycbs.tmall.com

如有印装质量问题请与本社出版部联系（010-64405510）
版权专有 侵权必究

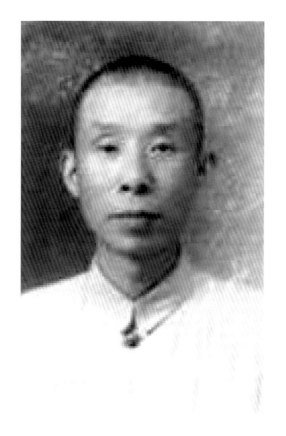

龚志贤先生

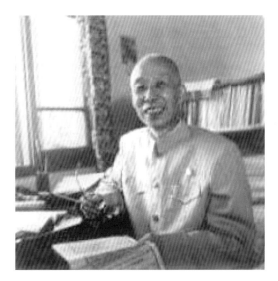

龚志贤先生工作照

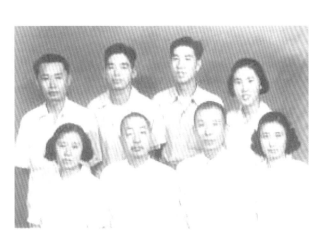

龚志贤先生（前排右二）在卫生部工作期间的合影

龚志贤先生向成都中医学院医史博物馆捐赠文物和资料证书

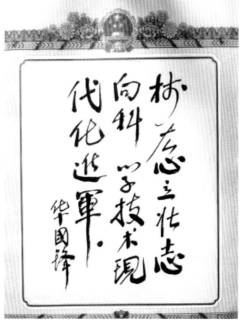

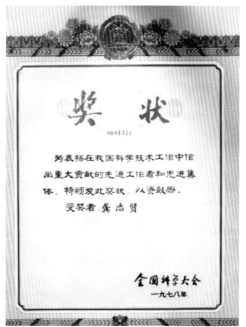

龚志贤先生在全国科技大会获奖的奖状

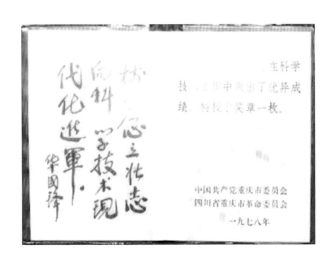

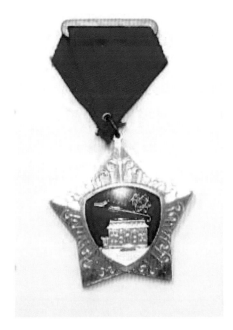

龚志贤先生在全国科技大会所获奖章及证书

总序————————加强文化建设，唱响川派中医

四川，雄居我国西南，古称巴蜀，成都平原自古就有天府之国的美誉，天府之土，沃野千里，物华天宝，人杰地灵。

四川号称"中医之乡、中药之库"，巴蜀自古出名医、产中药，据历史文献记载，从汉代至明清，见诸文献记载的四川医家有 1000 余人，川派中医药影响医坛 2000 多年，历久弥新；川产道地药材享誉国内外，业内素有"无川（药）不成方"的赞誉。

医派纷呈　源远流长

经过特殊的自然、社会、文化的长期浸润和积淀，四川历朝历代名医辈出，学术繁荣，医派纷呈，源远流长。

汉代以涪翁、程高、郭玉为代表的四川医家，奠定了古蜀针灸学派。郭玉为涪翁弟子，曾任汉代太医丞。涪翁为四川绵阳人，曾撰著《针经》，开巴蜀针灸先河，影响深远。1993 年，在四川绵阳双包山汉墓出土了最早的汉代针灸经脉漆人；2013 年，在成都老官山再次出土了汉代针灸漆人和 920 支医简，带有"心""肺"等线刻小字的人体经穴髹漆人像是我国考古史上首次发现，应是迄今

我国发现的最早、最完整的经穴人体医学模型，其精美程度令人咋舌！又一次证明了针灸学派在巴蜀的渊源和影响。

四川山清水秀，名山大川遍布。道教的发祥地青城山、鹤鸣山就坐落在成都市。青城山、鹤鸣山是中国的道教名山，是中国道教的发源地之一，自东汉以来历经2000多年，不仅传授道家的思想，道医的学术思想也因此启蒙产生。道家注重炼丹和养生，历代蜀医多受其影响，一些道家也兼行医术，如晋代蜀医李常在、李八百，宋代皇甫坦，以及明代著名医家韩懋（号飞霞道人）等，可见丹道医学在四川影响深远。

川人好美食，以麻、辣、鲜、香为特色的川菜享誉国内外。川人性喜自在休闲，养生学派也因此产生。长寿之神——彭祖，号称活了800岁，相传他经历了尧舜夏商诸朝，据《华阳国志》载，"彭祖本生蜀"，"彭祖家其彭蒙"，由此推断，彭祖不但家在彭山，而且他晚年也落叶归根于此，死后葬于彭祖山。彭祖山坐落在成都彭山县，彭祖的长寿经验在于注意养生锻炼，他是我国气功的最早创始人，他的健身法被后人写成《彭祖引导法》；他善烹饪之术，创制的"雉羹之道"被誉为"天下第一羹"，屈原在《楚辞·天问》中写道："彭铿斟雉，帝何飨？受寿永多，夫何久长？"反映了彭祖在推动我国饮食养生方面所做出的贡献。五代、北宋初年，著名的道教学者陈希夷，是四川安岳人，著有《指玄篇》《胎息诀》《观空篇》《阴真君还丹歌注》等。他注重养生，强调内丹修炼法，将黄老的清静无为思想、道教修炼方术和儒家修养、佛教禅观会归一流，被后世尊称为"睡仙""陈抟老祖"。现安岳县有保存完整的明代陈抟墓，有陈抟的《自赞铭》，这是全国独有的实物。

四川医家自古就重视中医脉学，成都老官山出土的汉代医简中就有《五色脉诊》（原有书名）一书，其余几部医简经初步整理暂定名为《敝昔医论》《脉死候》《六十病方》《病源》《经脉书》《诸病症候》《脉数》等。学者经初步考证推断极有可能为扁鹊学派已经亡佚的经典书籍。扁鹊是脉学的倡导者，而此次出土的医书中脉学内容占有重要地位，一起出土的还有用于经脉教学的人体模型。唐代杜光庭著有脉学专著《玉函经》3卷，后来王鸿骥的《脉诀采真》、廖平的《脉学辑要评》、许宗正的《脉学启蒙》、张骥的《三世脉法》等，均为脉诊的发展做出了贡献。

昝殷，唐代四川成都人。昝氏精通医理，通晓药物学，擅长妇产科。唐大中年间，他将前人有关经、带、胎、产及产后诸症的经验效方及自己临证验方共378首，编成《经效产宝》3卷，是我国最早的妇产科专著。加之北宋时期的著名妇产科专家杨子建（四川青神县人）编著的《十产论》等一批妇产科专论，奠定了巴蜀妇产学派的基石。

宋代，以四川成都人唐慎微为代表撰著的《经史证类备急本草》，集宋代本草之大成，促进了本草学派的发展。宋代是巴蜀本草学派的繁荣发展时期，陈承的《补注神农本草并图经》，孟昶、韩保昇的《蜀本草》等，丰富、发展了本草学说，明代李时珍的《本草纲目》正是在此基础上产生的。

宋代也是巴蜀医家学术发展最活跃的时期。四川成都人、著名医家史崧献出了家藏的《灵枢》，校正并音释，名为《黄帝素问灵枢经》，由朝廷刊印颁行，为中医学发展做出了不可估量的贡献，可以说，没有史崧的奉献就没有完整的《黄帝内经》。虞庶撰著的《难经注》、杨康侯的《难经续演》，为医经学派的发展奠定了基础。

史堪，四川眉山人，为宋代政和年间进士，官至郡守，是宋代士人而医的代表人物之一，与当时的名医许叔微齐名，其著作《史载之方》为宋代重要的名家方书之一。同为四川眉山人的宋代大文豪苏东坡，也有《苏沈内翰良方》（又名《苏沈良方》）传世，是宋人根据苏轼所撰《苏学士方》和沈括所撰《良方》合编而成的中医方书。加之明代韩懋的《韩氏医通》等方书，一起成为巴蜀医方学派的代表。

四川盛产中药，川产道地药材久负盛名，以回阳救逆、破阴除寒的附子为代表的川产道地药材，既为中医治病提供了优良的药材，也孕育了以附子温阳为大法的扶阳学派。清末四川邛崃人郑钦安提出了中医扶阳理论，他的《医理真传》

《医法圆通》《伤寒恒论》为奠基之作，开创了以运用附、姜、桂为重点药物的温阳学派。

清代西学东进，受西学影响，中西汇通学说开始萌芽，四川成都人唐宗海以敏锐的目光捕捉西学之长，融汇中西，撰著了《血证论》《医经精义》《本草问答》《金匮要略浅注补正》《伤寒论浅注补正》，后人汇为《中西汇通医书五种》，成为"中西汇通"的第一种著作，也是后来人们将主张中西医兼容思想的医家称为"中西医汇通派"的由来。

名医辈出　学术繁荣

新中国成立后，历经沧桑的中医药，受到党和国家的高度重视，在教育、医疗、科研等方面齐头并进，一大批中医药大家焕发青春，在各自的领域里大显神通，中医药事业欣欣向荣。

四川中医教育的奠基人——李斯炽先生，在 1936 年创立了"中央国医馆四川分馆医学院"，简称"四川国医学院"。该院为国家批准的办学机构，虽属民办但带有官方性质。四川国医学院也是成都中医学院（现成都中医药大学）的前身，当时汇集了一大批中医药的仁人志士，如内科专家李斯炽、伤寒专家邓绍先、中药专家凌一揆等，还有何伯勋、杨白鹿、易上达、王景虞、周禹锡、肖达因等一批蜀中名医，可谓群贤毕集，盛极一时。共招生 13 期，培养高等中医药人才 1000 余人，这些人后来大多数都成为新中国成立后的中医药领军人物，成为四川中医药发展的功臣。

1955 年国家在北京成立了中医研究院，1956 年在全国西、北、东、南各建立了一所中医学院，即成都、北京、上海、广州中医学院。成都中医学院第一任院长由周恩来总理亲自任命。李斯炽先生继创办四川国医学院之后又成为成都中医学院的第一任院长。成都中医学院成立后，在原国医学院的基础上，又汇集了一大批有造诣的专家学者，如内科专家彭履祥、冉品珍、彭宪章、傅灿冰、陆干甫；伤寒专家戴佛延；医经专家吴棹仙、李克光、郭仲夫；中药专家雷载权、徐楚江；妇科专家卓雨农、曾敬光、唐伯渊、王祚久、王渭川；温病专家宋鹭冰；外科专家文琢之；骨、外科专家罗禹田；眼科专家陈达夫、刘松元；方剂专家陈潮祖；医古文专家郑孝昌；儿科专家胡伯安、曾应台、肖正安、吴康衡；针灸专家余仲权、薛鉴明、李仲愚、蒲湘澄、关吉多、杨介宾；医史专家孔健民、李介民；中医发展战略专家侯占元等。真可谓人才济济，群星灿烂。

北京成立中医高等院校、科研院所后，为了充实首都中医药人才的力量，四川一大批中医名家进驻北京，为国家中医药的发展做出了巨大贡献，也展现了四川中医的风采！如蒲辅周、任应秋、王文鼎、王朴诚、王伯岳、冉雪峰、杜自明、李重人、叶心清、龚志贤、方药中、沈仲圭等，各有精专，影响广泛，功勋卓著。

北京四大名医之首的萧龙友先生，为四川三台人，是中医界最早的学部委员（院士，1955 年）、中央文史馆馆员（1951 年），集医道、文史、书法、收藏等于一身，是中医界难得的全才！其厚重的人文功底、精湛的医术、精美的书法、高尚的品德，可谓"厚德载物"的典范。2010 年 9 月 9 日，故宫博物院在北京为萧龙友先生诞辰 140 周年、逝世 50 周年，隆重举办了"萧龙友先生捐赠文物精品展"，以缅怀和表彰先生的收藏鉴赏水平和拳拳爱国情怀。萧龙友先生是一代举子、一代儒医，精通文史，书法绝伦，是中国近代史上中医界的泰斗、国学家、教育家、临床大家，是四川的骄傲，也是我辈的楷模！

追源溯流　振兴川派

时间飞转，掐指一算，我自 1974 年赤脚医生的"红医班"始，到 1977 年大学学习、留校任教、临床实践、跟师学习、中医管理，入中医医道已 40 年，真可谓弹指一挥间。俗曰：四十而不惑，在中医医道的学习、实践、历练、管理、推进中，我常常心怀感激，心存敬仰，常有激情冲动，其中最想做的一件事就是将这些中医药实践的伟大先驱者，用笔记录下来，为他们树碑立传、歌功颂德！缅怀中医先辈的丰功伟绩，分享他们的学术成果，继承不泥古，发扬不离宗，认祖归宗，又学有源头，师古不泥，薪火相传，使中医药源远流长，代代相传，永续发展。

今天，时机已经成熟，四川省中医药管理局组织专家学者，编著了大型中医专著《川派中医药源流与发展》，横跨 2000 年的历史，梳理中医药历史人物、著作，以四川籍（或主要在四川业医）有影响的历史医家和著作为线索，理清历史源流和传承脉络，突出地方中医药学术特点，认祖归宗，发扬传统，正本清源，继承创新，唱响川派中医药。其中，"医道溯源"是以民国以前的川籍或在川行医的中医药历史人物为线索，介绍医家的医学成就和学术精华，作为各学科发展的学术源头。"医派医家"是以近现代著名医家为代表，重在学术流派的传承与发展，厘清流派源流，一脉相承，代代相传，源远流长。《川派中医药源流与发展》一书，填补了川派中医药发展整理的空白，是集四川中医药文化历史和发展现状之大成，理清了川派学术源流，为后世川派的研究和发展奠定了坚实的基础。

我们在此基础上，还编著了《川派中医药名家系列丛书》，汇集了一大批近现代四川中医药名家，遴选他们的后人、学生等整理其临床经验、学术思想编辑成册。预计编著一百人，这是一批四川中医药的代表人物，也是难得的宝贵文化遗产，今天，经过大家的齐心努力终于得以付梓。在此，对为本系列书籍付出心血的各位作者、出版社编辑人员一并致谢！

由于历史久远，加之编撰者学识水平有限，书中罅、漏、舛、谬在所难免，敬望各位同仁、学者，提出宝贵意见，以便再版时修订提高。

中华中医药学会　副会长

四川省中医药学会　会　长

四川省中医药管理局　原局长　　杨殿兴

成都中医药大学　教授、博士生导师

2015 年春于蓉城雅兴轩

前言

2012年末，本人受四川省中医药管理局委派，收集、整理、编写我所龚志贤先生临床经验和学术思想。欣喜之余又倍感压力，编写小组多次磋商，走访先生故人、学生多人，历经一年半，五易其稿，在龚志贤先生亲自编写的临床经验基础上，收集新增医案，提炼学术思想，终得一册，甚感欣慰。

龚志贤先生为全国第一批名老中医，少时师从巴渝名医李寿昌、周湘船，对《内经》《难经》《金匮要略》《伤寒论》颇有研究，理论精湛，医术高超，是全国中医界知名医家。先生早年思想进步，积极投身革命，参加各种民主、进步活动。新中国成立后，历任卫生部中医司科长、北京医院中医科主任。1961年，在国家支援大西南的政策号召下，龚志贤先生回到重庆，组建了重庆市中医研究所，并任第一任所长。

龚先生行医近60载，对中医治疗内科杂病卓有建树，尤其擅长外感、内伤诸疾。先生胸怀经典、立足实际，重视解决临床具体问题，所立之学至今对我们中医临床仍有较高的指导意义。先生多次言及"中医的生命力在疗效"，故以临床疗效为首要，不拘于一派一方，汇通中西，博采众家，效如桴鼓。先生虽为杂病大家，于专科专病亦多有精辟见解，为我辈楷模。

本书以龚志贤先生所著《龚志贤临床经验集》为基础，收集整理了先生20

世纪 50 ~ 80 年代公开出版、发表的 20 余篇著作及论文，力求原汁原味地呈现先生皓首穷经数十载之医学心悟，望对各位医学同道有所启发，裨益临床。

最后感谢四川省中医药管理局提供的课题经费，感谢《川派中医药名家系列丛书》编委会的多次反复修改审定，也感谢重庆市中医院领导和诸多同事的大力支持，以及龚老家属的配合帮助，使得本书能圆满出版。

田丰玮

2018 年 2 月于重庆

目　录

001　　**生平简介**

005　　**临床经验**

006　　　**一、医案**

006　　　　1. 内科医案

059　　　　2. 妇科医案

077　　　　3. 儿科医案

088　　　　4. 头面五官科医案

095　　　　5. 外科医案

100　　　**二、医话**

100　　　　1. 四诊概要

111　　　　2. 谈《伤寒论》的学习

113　　　　3. 论肺系疾病的治疗

162　　　　4. 论老年患者的诊治

164　　　　5. 其他杂病

169　　　**三、常用独特方剂及药物**

169　　　　1. 乌梅丸的化裁与应用

174　　　　2. 济生乌梅丸的化裁与应用

178　　　　3. 验方经验

187　　　　4. 常用独特药物

197　**学术思想**
198　　　　一、慢性支气管炎"治肺先治痰，辨痰之所由生"
199　　　　二、"虚肾实膀胱"乃慢性肾盂肾炎的重要病机

203　**学术传承**

207　**代表论著**
208　　　　一、论文
209　　　　二、著作

211　**学术年谱**

生平简介

龚志贤（1907—1984），男，四川巴县人，著名中医内科专家。出生于四川巴县一大户人家，幼时接受私塾教育，奠定了良好的传统文化基础，后拜同乡名医李昌寿、周湘船为师，始学中医。20世纪20年代曾与其师在巴县东温泉开办三友医社，行医于周边乡镇，由于医术精湛、乐善好施，深受当地群众欢迎。龚老为人正直、同情革命，当时革命形势日益严峻，他不顾自身安危，全力救治地下党员，公然抗议国民党的严苛统治，这让他不得不背井离乡，到重庆行医谋生。他先在重庆开办针灸研究所，后又到名中医吴棹仙创办的国医传习所挂牌行医，在此期间，龚老与重庆市中医界知名人士如吴棹仙、唐阳春、陈源生、文仲宣等过从甚密，同他们虚心请教，不断学习，使得其医术愈发精进，在重庆地区享有盛名。后龚老又创办国学医院并任院长，继续参加各种民主进步活动，支持革命。新中国成立后，历任卫生部中医司科长、北京医院中医科主任。20世纪60年代，响应国家支援三线建设的要求，回到重庆工作，组建了重庆市中医研究所并任第一任所长，同时担任了中华中医药学会理事、四川分会副会长等学术兼职，以及九三学社重庆分社顾问、四川省政协常委等政治兼职。

龚老治学，立足经典，强调"三得"：即对中医经典著作要记得、解得、用得。龚老认为对《内经》《难经》要选读，对《伤寒论》《金匮要略》要全读，对"温热病"主要著作要熟读，对临床各种流派和大家要边读边用，去伪存真。这种认真研究的态度，让龚老打下了扎实的理论和临床基础。龚老对古方理解独到，临床运用时不拘一格，擅长灵活运用古方治疗内科杂病，经验丰富，医术精湛。如运用乌梅丸治疗花翳白陷、眩晕、胃脘痛、厥阴中风等，取得了令人满意的效果。

龚老重视临床，提出"中医的生命力在于疗效"，以临证有效为第一要义，对一些有代表性的内科疑难杂病积累了大量资料，探索总结出中医治疗慢性支气管炎要"治肺先治痰，辨痰之所由生"，曾于1965年经国家科委评审列为医药卫生重大科研成果。提出"虚肾实膀胱"为慢性肾盂肾炎的重要病机。提出"肝病调脾"法治疗慢性肝炎、肝硬化。其《几种慢性炎症的证治要点》一文，1981年于国内发表不久，即被日本三家中医学术研究组织转译，在日本广为流传，影响甚大。

龚老皓首穷经，不懈努力，探索和总结中医的理、法、方及辨证论治规律，钻研古今医家学术见解，发掘中医学宝库，在实践中不断丰富提高，所创方剂用药精到，切合临床。据经方所创之治疗慢性肝炎的"清肝丸"，治疗慢性肾炎的"疏肝益气汤"，治疗食积的"柴胡消食汤"，治疗食积便溏、食积便闭、食积咳嗽的"三宜汤"，治疗声带、肠道、宫颈息肉的"济生乌梅丸"等，临床疗效较好，深受患者欢迎。

龚老医德高尚，扶贫济弱，悬壶济世。20世纪60~70年代，在生活条件相当艰苦的情况下，龚老定期到街道、工厂服务，并在山高崖陡、人烟稀少、缺医少药、医疗条件极差的武隆山区进行巡回医疗，以其精湛的医技，用一些田边、土坎随处都有的草药，帮助当地百姓解决病痛，疗效极佳，深受百姓欢迎，所到之处，人们奔走相告。20世纪80年代，龚老已是古稀之年，患有多种慢性疾病，但仍关心中医临床事业的发展。当时许多患者被慢性支气管炎所困扰，临床并无较好的办法，龚老便组织中医院的技术骨干成立研究小组，制定方案，悉心诊疗。为提高疗效，还身体力行引导患者进行太极拳锻炼，有的患者不愿锻炼，但是龚老无论寒暑，风雨无阻，均早早在庭院中等候，患者深受感染，积极配合治疗，均取得了不同程度的效果。

龚老晚年总结平生所学所得，先后撰写了《中草药治疗常见病多发病》《出血症的中医治疗》《感冒的中医论治》及《龚志贤临床经验集》《四诊概要及临床经验》，为中医临证施治留下宝贵经验，对中医临床有重要的借鉴及指导意义。

临床经验

川派中医药名家系列丛书

龚志贤

一、医案

1. 内科医案

（1）感冒

感冒系由风邪侵犯人体引起的以恶寒（或恶风）、发热、头痛、鼻塞、声重、喷嚏、流清涕（或稠涕）、喉痛等为主症的外感疾病。

感冒，历代医家广有论述，汉·张仲景《伤寒论》第 3 条："太阳病，或已发热，或未发热，必恶寒，体痛，呕逆，脉阴阳俱紧者，名为伤寒。"第 2 条："太阳病，发热汗出，恶风，脉缓者名为中风。"此论当包括今之感冒。至北宋·杨士瀛，始明确地提出"感冒"一词。至清代温病学说兴起，始有风热合邪感冒之论出。今世尚有感冒伤食之类型多见于临床者。就渝州地区而言，且多有风湿型感冒，此型若治之不当，常可延至十余日不解。

感冒具有传染性。早在《素问·刺法论》中就有"五疫之至，皆相染易，无问大小，病状相似"的记载，此"五疫"当包括感冒时邪。明·张景岳也认为"非其时而有其气"，是为"虚邪贼风"，若不"避之有时"，体虚之人遇之，则可以两虚相得，客其身形，伤人致病（时邪伤人致病），"病无长少，率相近似"，提出了气候骤变是感冒一病之所以流行的重要原因。

风为阳邪，好伤人之上部，易与他邪相合而为患。风与寒邪、热邪、湿邪、夹食伤人为患，致有外感风寒、外感风热、淋雨受湿感冒、积食感冒四个不同证型的临床表现，本文就此四型论之。

①外感风寒证

临证要点：恶寒或恶风，发热，无汗或微汗出，头痛，或四肢酸痛，鼻塞声重，喷嚏，流清涕，或咳嗽，痰白而稀，舌苔薄白细滑，脉浮缓或浮紧。

辨证思路：鼻为肺窍，肺居于上，风寒外袭，首先犯肺，致肺气失宣，上窍不利，而出现鼻塞声重、喷嚏、流涕、咳嗽等伤风症状。寒为阴邪，其性收引凝滞，风寒客于肌肤，致卫阳被郁，经脉气血不通，而出现恶寒发热、无汗、头痛身痛等症。舌苔薄白、脉浮为风寒在表，浮缓为风偏盛，浮紧为寒偏盛。

治则：辛温解表散风寒，宣肺止咳。

处方：荆防汤。

| 荆芥 10g | 防风 10g | 苏梗 10g | 桔梗 10g |
| 生姜 10g | | | |

加减：咳甚者加前胡 12g，杏仁 12g；胃纳差者加陈皮 12g。

验案举例

陈某，女，44 岁。1963 年 8 月 4 日入院，住院号 16931。

今晨突然寒战无汗，发热，头疼身痛，喷嚏，流清涕，微咳嗽，不思食。查苔薄白，脉浮紧，咽部无红肿，体温 38.7℃，白细胞 $11.4×10^9$/L，中性粒细胞 86%，胸部 X 线（-）。门诊以"上呼吸道感染，疑为肺炎"，收入住院。

入院后，余辨为风寒感冒重证，拟辛温解表散风寒之剂。

处方：

荆芥穗 12g	防风 12g	散寒草 30g	马蹄草 30g
柴胡 12g	前胡 12g	桔梗 10g	生姜 15g
杏仁 12g			

急煎，日 2 剂，分 4 次温服。

药后盖被，微汗出，邪从汗泄，次晨热退，诸症悉减。唯食欲欠佳，微咳，身软乏力。

处方：

| 生姜 12g | 炒三仙各 12g | 紫苏梗 12g | 前胡 12g |
| 法夏 10g | 茯苓 12g | 陈皮 12g | 甘草 6g |

每日 1 剂，水煎，日 3 服。

第四日自觉症状完全消失，查体温 36.8℃，白细胞 $7.8×10^9$/L，中性粒细胞 65%，痊愈出院。

按语：荆防汤乃宗《医学正传》之"荆防败毒散"化裁而成。方中荆芥、防风、生姜表散风寒。苏梗行气宽中、散风寒、解肌发表、消痰利肺，咳者更前胡、杏仁、陈皮等化痰止咳之品。桔梗功能升提，引药上达，祛邪外解，则表散风寒之力更强。服之得微汗出，风寒之邪从汗解而不伤正，此"时方"药性平和之剂。临证时尚可随证加减。

②外感风热证

临证要点：发热恶风，微自汗出，头晕头痛，鼻塞喷嚏，先流清涕，逐渐变为浓稠涕，或口渴，或咽干喉痛，或咳吐黄痰，或小便色赤。舌质红，苔薄黄，脉浮数。

辨证思路：风为阳邪，易于热化；热为温邪，所谓温为热之渐，火为热之极，温、热、火三者皆一类也。风与热邪从口鼻入犯，多易化火伤津，其邪上犯于头，故头晕头痛；熏蒸于气道，故咽干喉痛、口渴；蒸发于表而主疏泄，则见发热恶风、汗出；邪循呼吸道犯肺，灼津为痰，影响气机升降出入，肺气失宣，则发为咳吐黄痰等症。

治则：辛凉解表，散风清热。

处方：银荷汤。

忍冬藤 30g	荷叶 30g	木通 12g	荆芥 6g
黄荆子 15g	十大功劳叶 12g		

轻煎服。

验案举例

黄某，男，45 岁，医师，系本院职工。1966 年 9 月 2 日初诊。

患者 5 天前自觉发热恶风，头痛，鼻塞流清涕，咽喉干痛。3 天前始发热，咳嗽，吐黄稠痰，流稠涕，头胀痛加剧，口干渴，尿黄，不思食，体温 38.6℃，自服中成药，体温稍有下降，仍坚持上班。今症状加剧，且时微自汗出，体温 39.6℃，舌质红，苔薄黄，咽红肿（++），脉浮数，血压 100/70mmHg，白细胞 7.4×10⁹/L，中性粒细胞 86%。余诊为外感风热证，用银荷汤加味。

处方：

忍冬藤 30g	荷叶 30g	荆芥 10g	蔓荆子 25g
木通 12g	连翘 15g	贯仲 10g	牛蒡子 12g
甘草 5g	桔梗 10g	芦根 25g	

轻煎，日 2 剂，日夜 4 服。

次日复诊热退，体温 36.8℃，更方撤余邪扶胃气，3 剂，诸症消失。

按语： 银荷汤为《温病条辨》之银翘散加减而来。方中重用忍冬藤（或银花半量）、荷叶清热解毒，清头目之风为主，配以荆芥发表祛风、散风热、清头目、利咽喉；黄荆子祛风、除痰、行气、止痛；十大功劳叶泻火退热；木通上通心肺利窍，下清湿热利小便、通大便，可除胸中烦热，利咽喉，助银、荷、芥、黄散风清热解表之力，兼利肺气、通大小便，使邪热从下窍而去，可谓两全其功。

③淋雨受湿感冒

临证要点：头疼体痛，头重如裹，身体困重，遍身肌肉关节疼痛，恶寒不发热，或先恶寒后发热，其热势不扬，口干不渴，无汗，胸闷腹满，纳食不佳，或大便稀溏，小便色黄不畅利，或咳泡沫白痰，舌苔白腻，或黄厚而滑润，脉浮紧或濡涩。

辨证思路：因汗出淋雨感受寒湿，或感雾露之湿，或坐卧湿地感受寒湿而发病。湿为阴邪，其性重浊，易伤阳气，故见头重身困、胸闷腹满、纳差、便溏等症；湿性黏腻滞着，故为患多缠绵难愈。此型感冒因失治，或治不得法，用药不当（切忌苦寒清热之品）可迁延旬日。因寒主收引，凝滞气血经络，故恶寒头痛、遍身肌肉关节疼痛。

治则：祛风散寒除湿。

处方：羌活佩兰汤。

羌活 12g   佩兰 12g   石菖蒲 9g   木通 12g

威灵仙 9g   藿香 12g

水煎服。

加减：咳嗽甚者加肺经草 15g，鱼腥草 30g；胃纳差加鸡屎藤 30g；小便黄加车前草 30g。

验案举例

张某，男，36 岁，干部。1978 年 7 月 25 初诊，门诊号 15111。

酷暑时节，天气暴热，人难以忍受，患者近时多饮冷以消暑，致湿浊内盛；旬日前因贪凉，夜间露宿于街头，通宵达旦，受凉而发病。症见恶寒发热，汗出不多，头重体困，口淡不思饮，自服银翘、银柴胡、大青叶等冲剂不效。始求诊于医。医多以清暑退热解毒之品亦不效。至今诸症不减，头重痛剧烈，一身困重如负千斤，且胸闷腹胀，大便溏泻，日 3～4 次，泛酸欲呕，尿少色黄。查体温

38.8℃，苔黄滑，脉沉濡。辨为寒湿困阻，肌表阳气不达，汗出不彻，营卫失和。三焦失于疏化，湿困脾阳，运化失职致腹泻。治宜解表散寒除湿，用燥湿健脾和中之剂疗之。方用羌活佩兰汤加减。

处方：

羌活 10g	藿香 12g	佩兰 12g	苍术 12g
白术 12g	木通 12g	石菖蒲 6g	荷叶 30g
茵陈 30g	滑石 25g	甘草 3g	黄芩 12g

3剂。

二诊：药后寒热退，诸症悉减，尚食欲不佳，时欲吐，便稀溏，身软乏力。拟以藿香正气合剂 300mL，每服 20mL，日4次，以善其后，药后诸症除。

按语：羌活佩兰汤为自拟方。方中羌活辛苦温，善行气分，舒而不敛，升而能沉，雄而善散，通畅脉络、透利关节、散风寒、祛风湿，为治淋雨受湿之要药，故以其为主；配藿香、佩兰之芳香化浊、辟秽；石菖蒲理气活血、开窍散风祛湿；威灵仙祛风胜湿为辅，并以木通上通心肺，利诸窍，通血脉，下走三焦利小便，通大肠荡涤腑滞，以助化湿浊。合而用之，具有极强的散寒除湿、辟秽化浊之功。

④积食感冒案

临证要点：往来寒热，头昏痛，或周身骨节酸痛，四肢软弱无力，或恶寒不发热，或发热汗出不恶寒，或鼻干燥，或流清涕，胃脘滞痛，不思食，噫气，按之上腹作痛或胀硬，口苦咽干，或渴，或肠鸣，或呕，或欲吐，或咳，或心悸，矢气，大便2～3日一行，或溏或秘，小便量少色黄，体温偏高，舌苔白腻或淡黄，脉右寸关浮数，或左寸关浮数，或左右关弦紧。

辨证思路：因劳累过度，汗出表虚，阳气外越，外感寒湿，内伤饮食，消化不良，饮食积滞中州。

治则：消化胃脘积食，清解胸中结水，外解寒湿。

处方：柴胡消食汤。

羌活 10g	白芷 10g	广木香 10g	山楂炭 12g
瓜蒌仁 10g	柴胡 12g	黄芩 12g	法半夏 12g
苍术 12g	茯苓 12g	炒枳实 10g	生姜 12g

加减：积食重者去白芷，加炒草果仁 10g；结水多者去楂炭、白芷，加重瓜蒌仁至 12g；寒湿重者加重白芷、羌活各为 12g；风寒重者去白芷，加荆芥穗 12g；便溏者去瓜蒌仁。

验案举例

刘某，女，45 岁，本院职工。1976 年 10 月 2 日初诊。

时逢国庆佳节，家务繁忙，操劳太过，汗出当风受凉，加之昨日多进美食，食滞胃脘。今始发病，症见恶寒发热（体温 38.6℃），鼻流清涕，头额昏痛，身体重疼，胃脘胀痛，恶心欲呕，口苦，恶油，不思食，大便未行，尿亦少解，苔白腻，脉弦数。证系寒湿外感，饮食内伤之疾，单解表或单消食多延误病情，增加其痛苦。治宜表里双解，拟以柴胡消食汤加减。

处方：

柴胡 24g	黄芩 12g	法半夏 10g	茯苓 12g
苍术 12g	藿香 12g	炒草果仁 10g	羌活 10g
炒麦芽 15g	炒谷芽 15g	山楂炭 12g	生姜 12g

3 剂。

1 剂热退症减，3 剂诸症消失，恢复健康。

按语：本方乃小柴胡汤加除湿解表之羌活、白芷、苍术，以增强表散寒湿之功，加山楂炭、广木香、炒枳实、茯苓、瓜蒌仁，理气导滞、消食健脾和中，以增强消导食积之功。此表、散、消同治之剂，余命名为柴胡解表消食汤（简称为柴胡消食汤）。

（2）眩晕

眩是眼花、晕是头昏，头昏眼花常同时并见，故统称"眩晕"，或曰"眩运"。其证轻者低头闭目即止，重者如坐舟车，旋转不定，以致不能站立，更为严重者常伴有恶心呕吐、心悸、出冷汗等症状。本病实为临床常见而较为难治之病症，试予讨论之。

眩晕发生的原因，历代各家说法颇不一致。《灵枢·口问》："上气不足，脑为之不满，耳为之苦鸣，头为之苦倾，目为之眩。"（气虚作眩）

《证治汇补·上窍门·眩晕》："血为气配，气为之所丽，以血为荣，凡吐衄崩漏产后亡阴，肝家不能收摄荣气，使诸血失道妄行，此眩晕生于血虚也。"

《灵枢·海论》："脑为髓之海……髓海有余，则轻劲多力，自过其度，髓海不足，则脑转耳鸣，胫眩冒，目无所见，懈怠安卧。"（肾精不足，髓海空虚作眩晕）。

《素问·至真要大论》："诸风掉眩，皆属于肝。"（肝风上扰清空作眩晕）

《河间六书》："风气甚而头目眩运者，由风木旺，必是金衰不能制木，而木复生火，风火皆阳，阳多兼化，阳主乎动，两动（阳）相搏，则为之旋转。"（刘河间专主火，风火作眩晕）

《丹溪心法》："无痰则不作眩。""头眩，痰夹气虚兼火，治痰为主，夹补气药及降火药。"（丹溪主痰说）

《景岳全书·眩晕》："眩晕一证，虚者居八九，而兼火兼痰者不过十中一二耳。""丹溪则曰无痰不能作眩，当以治痰为主，而兼用他药。余则曰无虚不能作眩，当以治虚为主，而酌兼其标。"（景岳因虚致眩晕说）

清·陈修园综各家所说，并阐明上列各种因素的相互关系，立虚实并论。《医学从众录·眩晕》："总结前人理论，以为风者非外来之风，指厥阴风木而言，与少阳相火同居，厥阴气逆，于是风生火动，故河间以风火立论也。风生必挟木势而克土，土病则聚液而成痰，故仲景以痰饮立论，丹溪以痰火立论也。肾为肝之母，而主藏精，精虚则脑海空虚而头重，故《内经》以肾虚及髓海不足立论也。其言虚者，言其病根；实者，言其病象，理本一贯。"

临床所见，眩晕一证确可分为虚实两端。虚证多为心脾不足，气血两虚，气血不能上荣于脑发为眩晕；或为肝肾阴虚，肾精亏乏，髓海不足，而致眩晕，故眩晕虚者多责之心、肝、肾阴血亏少为患。实证多为风阳上扰清空；或为水饮阻滞，浊阴上犯清空；或为痰湿中阻，清阳不升；或为气滞血瘀，瘀血停着；或为下寒上热扰及清空，而发为眩晕等多种不同类型的临床表现。

眩晕是临床常见病症，可伴见多种急慢性疾病，亦可单独出现。现代医学的高血压、动脉粥样硬化、贫血、神经衰弱、脑震荡后遗症、梅尼埃病等都可有眩晕症状，都属眩晕范畴，中医皆可按眩晕论治。

眩晕一症，虚实两端的临床表现是错综复杂的，为了便于临床论治，可分为两大类。

①虚证

a. 心脾不足，气血两虚（贫血眩晕多属此型）

临证要点：头晕眼花，突然坐起时则眩晕加剧，平卧低头较缓，耳鸣，心悸，失眠，气短，自汗，倦怠乏力，面色苍白或萎黄，舌淡苔薄白，脉细微弱。

辨证思路：此型多因思虑烦劳太过，内伤心脾，心气心血虚则血脉循行不周（心主血脉，心气虚则动力弱，心血虚则不能上荣于脑）；脾虚则生化之源不旺（脾土吸收水谷精微，乃气血生化之源），虚故尔致气血不能上荣于脑，发为眩晕。此外，其他如外伤出血、衄血、妇人崩漏、肠风便血等急、慢性失血过多，皆可导致血少不能荣于脑，而发为眩晕。

治则：气血双补（虚则补之）。

处方：八珍汤化裁。

炙黄芪 30g	党参 15g	白术 10g	当归 10g
熟地黄 12g	制首乌 15g	白芍 10g	茯苓 12g
酸枣仁 12g	炙甘草 6g	陈皮 12g	

验案举例

刘某，男，45岁，农民。1976年5月16日初诊，住院号 168306。

患内痔 10 多年，近年来每便时痔疮坠出，需用力推按始得收回，经摩擦痔常破裂而导致鲜血滴沥，痛苦难忍，诊为三期内痔继发贫血，施行手术，痔已脱落。现见头眩晕，心悸，失眠，气短，自汗，乏力，食少，便秘，唇舌色淡，面黄肿，苔白滑，脉芤。血红蛋白 31%，红细胞 194×10^4/L，诊断为气血两虚，血不上荣于脑作眩晕，拟八珍汤方化裁。

处方：

炙黄芪 30g	党参 15g	白术 10g	当归 10g
熟地黄 12g	白芍 10g	茯苓 12g	酸枣仁 12g
制首乌 15g	砂仁 10g	炙甘草 5g	

水煎，日 1 剂分 3 次服，连续服用 26 剂，诸症若失，血红蛋白 76%，红细胞 364×10^4/L，病愈出院。

按语：八珍汤是由四君子汤与四物汤合并组成。方中四君子补气，更加黄芪以增强补气的作用；四物补血，更加制首乌以滋润肝肾养血，酸枣仁以润心养血。

四物去川芎是因川芎辛香走窜之性强，防耗伤阴血尔，而代之以陈皮，为制熟地、首乌之滋滞而达到补而不滞的目的，或少用砂仁制之更佳。方中有黄芪、当归，且黄芪量大，乃当归补血汤意，取气为血之帅，益血必当用补气药，此方实具有气血双补的功效。

此型眩晕证，除八珍汤外，他如归脾汤、人参养荣丸类方亦可化裁选用。

b. 肾精不足，髓海空虚

临证要点：眩晕头空痛，午后入晚时眩晕头痛加重（阴气甚），过劳思虑时则剧，精神萎靡，记忆力减退（肾为作强之官，技巧出焉），腰酸（肾之府），膝软（肾主骨），遗精，耳鸣，睡眠不安（肝肾阴虚，心肾不交），形体消瘦，五心烦热（阴虚火旺），舌质红少苔，脉细数。

辨证思路："肾为先天之本，藏精、生髓，髓通于脑，脑为髓之海"。若本先天不足，或老年肾衰，或由房事所伤，皆可致肾精亏虚，生髓不足，髓不足则髓海空虚，脑为之空眩，则记忆力减退、动作迟缓、耳鸣眼花等症作矣。

治则：滋补肝肾之阴。

处方：六味地黄汤合二至丸加减。

生地 12g	熟地 12g	女贞子 15g	旱莲草 25g
山萸肉 12g	枸杞 12g	太子参 15g	麦冬 12g
五味子 6g			

验案举例

李某，男，35岁，中学教师。1978年11月30日初诊。

禀赋不足，素体虚弱，劳心过度，精血暗耗，渐至头晕眼花、心烦耳鸣、记忆力减退、腰酸腿软、失眠盗汗、精神萎靡。先为半休，近半年来整日昏昏沉沉，终不能坚持工作，四处求医，各大医院多诊为"神衰"，中西药杂投，服药打针罔效。查：形体消瘦，舌红少苔少津，脉弦细数。诊为肝肾阴精亏损，阴虚火旺，水火不济，心肾不交，精亏髓空致眩晕。拟滋补肝肾、填精补髓、交通心肾之法为治，方用六味地黄汤加减。

处方：

| 太子参 25g | 麦冬 12g | 山萸肉 12g | 丹皮 10g |
| 生地 25g | 女贞子 25g | 旱莲草 25g | 夜交藤 30g |

每日 1 剂，连服 5 剂，见效后则续服 5 剂。患者服 10 剂后，自觉症状减轻，前来复诊，拟守前方继续服 15 剂，后症更减，已可恢复半日工作。嘱其加强身体锻炼，守方五倍量研制蜜丸，每丸 9g，早晚各服 1 次，以巩固疗效。半年后患者因感时病来诊，问及前病已愈。

按语：此方重在补肝肾填精。取地黄汤补肝肾之二地、山萸肉，而去泽泻、丹皮，是用其专补之力，更以二至丸助之，其力更强。方中用太子参，心经之药也，取"心为君主之官"，统辖五脏，补心以济水火；方用麦冬，乃肺经之药也，取"肺为水之上源"，补肺金以助肝肾之故。本方具有润燥生津、滋养肝肾、补髓填精之功。

c.心气不足，脾阳虚衰，土不制水，水气凌心

临证要点：头晕目眩，气上冲胸，心悸，口苦咽干，或口淡无味，消化力弱，食少或不欲食，或胸脘滞痛，或胸胁胀满，四肢软弱，小便短少，或失眠多梦，舌淡苔白，脉寸关微沉而弱或兼见弦象。

辨证思路：气虚血少，脾阳不振，土虚不能制水，水气混合在营气中，肺脏分泌不清，水气向心流动，心不受邪，即发为水气凌心之证，或兼水湿阻滞气机，胆气失于疏泄，而兼有胸闷、口苦等症状。

治则：益气健脾，利水宁心，兼平胆气。

处方：柴胡六君汤加味。

党参 12g	焦白术 10g	茯苓 12g	法半夏 10g
广木香 10g	砂仁 6g	柴胡 12g	黄芩 10g
建菖蒲 12g	炙甘草 10g	生姜 10g	大枣 12g

加减：心悸失眠多梦者加酸枣仁 12g，头痛者选加白芷、羌活、藁本、川芎诸药中一两味，舌苔白兼淡黄滑润者加肉桂 3g 或桂枝尖 6g。

验案举例

汤某，女，31 岁。1980 年 10 月 12 日初诊。

平素脾胃不健，消化力弱，3 天前因多进饮食致食停胃脘，气机不利，胸胁满闷，脘腹胀痛，大便不畅，小便黄少，口干口苦，不思饮食。曾服西药干酵母、维生素等品，不见好转。昨日因工作劳烦，事不顺心，胸闷、脘腹胀满加剧，且嗳气频作，饮食少进，渐至头晕目眩，气上冲胸，心悸，昨夜通宵不得入

眠，今起四肢无力，精神不振，难以坚持工作，往求诊治。

查：苔白滑，脉弦。诊为食停胃脘，阻滞气机，脾胃失其健运，脾虚土不制水，水气上犯凌心而发眩晕心悸之证。治以益气健脾、利水宁心、平胆气。方用柴胡六君汤。

处方：

党参 12g	苍术 10g	茯苓 12g	柴胡 12g
黄芩 10g	建菖蒲 10g	广藿香 12g	法半夏 10g
大枣 12g	生姜 10g	炙甘草 5g	

水煎服，每日 1 剂。连服 4 剂而痊愈。

按语：柴胡六君汤为香砂六君子汤和小柴胡汤相并组成。方中香砂六君甘温补脾益胃，脾健则可除湿利水，更得建菖蒲芳香辟秽化浊、健胃宁心之力，而使其利水宁心之功更著。方中小柴胡汤乃用其畅气机、利胆气，气机畅，水气行，则心可宁矣。若心胆气虚，心悸失眠严重者，可加酸枣仁养心益肝；若头痛较显著者，为多有外邪侵袭，可选用白芷、川芎、羌活等药一二味配入方中，取其祛风散寒除湿之功。舌苔白腻或淡黄而润滑者为寒水较重，可用桂枝或肉桂振奋心阳以散寒水。

②实证

a.肝阳上亢（高血压多属此型，多为本虚标实）

临证要点：眩晕如坐舟车，耳鸣，头胀痛，性情急躁，常因恼怒而眩晕加重，烦热面赤，睡眠多梦，口干苦，舌红苔黄，脉弦数。

辨证思路：肝为风木之脏，性刚劲，主动主升（将军之官），性喜条达，恶抑郁。若谋虑太过，或忧郁恼怒，皆可致肝阴暗耗，肝阳偏亢，风阳升动上扰清空则发眩晕；或肾水素亏（房劳伤损或过服温补之药品），水不涵木，风阳升动上扰清空亦可发为眩晕，皆下虚上盛、本虚标实之候。舌红、脉弦数乃肝阴不足，阴不恋阳，阳火偏亢之征。

治则：平肝息风潜阳。

处方：天麻钩藤饮化裁。

天麻 12g	白蒺藜 12g	钩藤 15g	炒山栀 10g
黄芩 10g	夏枯草 30g	茯苓 12g	夜交藤 30g

生牡蛎 30g

验案举例

安某，男，53 岁，工人。1967 年 9 月 14 日初诊。

年已半百，嗜烟酒茶，性情刚烈，血压常在（200～160）/（120～100）mmHg 之间，近因工作烦劳，事不顺心，意欲以酒消愁，但事与愿违，反致引动肝风，上扰头目致发眩晕欲倒仆，头胀头疼剧烈，急来求诊。诊其脉弦劲而数，舌质红绛。此乃肝阳上亢之急证，血压 196 / 118mmHg，急投平肝息风潜阳之剂。

处方：

天麻 12g	钩藤 15g	白蒺藜 30g	炒山栀 10g
黄芩 10g	夏枯草 25g	茯苓 12g	夜交藤 30g
生牡蛎 30g	京半夏 10g		

急煎服，日 2 剂，每剂 2 煎，共 4 服，嘱卧床休息，忌烟酒，饮食宜清淡。次日复诊，述服药后，夜能安静入眠，晨起头疼、眩晕大减，查舌红，脉弦，血压 180/110mmHg，药已见效。守上方服 3 剂，日 1 剂，以巩固疗效。

按语：上方乃《杂病证治新义》天麻钩藤饮加减而来。方用天麻、钩藤、生牡蛎、白蒺藜平肝息风潜阳为主治头疼眩晕之证；用炒山栀、黄芩、夏枯草清肝热泻肝火以解面赤、心烦、口苦等木郁化火兼证；夜交藤、茯苓，或更加桑椹子、桑寄生、酸枣仁等益肝肾、宁心安神之品治失眠，此方实为风阳上亢治标而设。待其证缓，则当治其本，宜滋水涵木之法，用知柏地黄丸、大补阴丸类以培其本。此类病实属本虚标实，本肝肾阴虚，标气火升腾，兼夹湿浊痰火上攻，发为眩晕头疼。方用天麻钩藤饮，乃治其标之法，待气平火降，湿浊见化，标症已缓，则当培补肝肾治其本，并节饮食、养性情、忌房事，注意调摄，方可治愈。

b.痰湿中阻

临证要点：眩晕阵作，头重如蒙，视物旋转，动则晕甚，恶心，呕吐痰涎，胸闷脘痞，食少，嗜睡，苔白腻，脉弦滑或濡缓。

辨证思路：劳思伤脾，饮食伤胃，脾胃虚损，健运失常，一不化水谷精微，二可因水湿失运而聚湿生痰，痰气交阻，清阳不升、浊阴不降而致眩晕泛恶。其眩晕头重如蒙、胸闷脘痞、呕吐痰涎等症为湿之主症，苔腻脉濡为湿之特征。

治则：除湿化痰和中。

处方：半夏白术天麻汤。

天麻 12g	白术 10g	法半夏 10g	陈皮 12g
茯苓 12g	泽泻 15g	白蒺藜 15g	黄连 3g
竹茹 10g	甘草 3g		

加减：若小便不利，舌苔白而厚腻，脉濡缓，水湿特重者白术应加大剂量为30g，或改用苍术 15g，泽泻加大剂量为 30g，以增强除湿利水之力。

验案举例

孙某，女，54 岁，教师。1968 年 9 月 18 日初诊。

有咳嗽旧疾已 10 余载，每遇寒凉则咳嗽加重，并发眩晕呕恶、咳嗽、吐白稠痰、胸闷、口苦、食少、一身困重、二便不利等症。此次病发已旬日，除眩晕头重痛外，并有苔黄滑腻，脉濡数。此属痰湿中阻，郁久化热阻壅肺气，气机失畅，浊阴不降，清阳不升发为眩晕之证，治以健脾利水、除湿和中之宣肺化痰剂。

处方：

天麻 12g	白蒺藜 15g	苍术 12g	白术 12g
法半夏 10g	陈皮 12g	茯苓 12g	泽泻 30g
竹茹 10g	炒枳壳 10g	黄芩 10g	甘草 3g

水煎，每日 1 剂，连服 4 剂。

二诊：述服药后二便畅，食欲增，眩晕大减，仍咳嗽、吐稠白痰多，咯痰不爽，拟守方加胆南星 6g，桔梗 10g，泽泻减为 15g，以加强豁痰之力，续服 3 ~ 5剂，以巩固疗效。

按语：半夏白术天麻汤方出自《医学心悟》："有湿痰壅遏者……非天麻、半夏不除是也。"本方即二陈汤（治湿痰之祖方）加白术、天麻而成。《脾胃论》："足太阴痰厥头痛，非半夏不能应，眼黑头旋，虚风内作，非天麻不能除。"故本方以半夏、天麻为主药，更以茯苓配白术健脾除湿以治生痰之源，陈皮理气化痰，气行则水行，加之泽泻之行水，湿可祛矣。白蒺藜疏风平肝，黄连、竹茹取温胆汤意，实为清利肝胆而设，气郁湿滞多有生热化火之虑，故取之尔。具有健脾利水、除湿和息风化痰之效，湿痰作眩者宜之。加减法中，白术、泽泻加大剂量，或单用白术 30g，泽泻 60g。用法源于仲景《金匮要略·痰饮咳嗽病脉证并治》之泽泻汤。泽泻汤治心下有支饮，其人苦冒眩为水湿阻滞，浊阴上犯之故。重用白术健脾除湿，泽泻利水，使湿从小便去，其"冒眩"可解，法简而效著，余常喜用之。

c.气滞血瘀（脑震荡后遗症多属此型）

临证要点：经常眩晕、头痛，甚或伴见恶心呕吐、失眠等症状。尤以头晕头痛为主要症状，甚则头痛欲裂，头昏倒地，唇口发绀，舌苔有瘀点，脉象见寸部微浮、关部弦涩，以左脉明显。

辨证思路：此类患者大多有头部外伤史，由于头部受到突然的猛烈撞击，使脑部受过度震荡，以致瘀血滞着于三阳经络，故可经常发生剧烈头痛眩晕之症。

治则：宣通三阳，祛瘀通络。

处方一：

| 酒大黄 15g | 白芷 10g | 粉葛根 25g | 竹茹 10g |
| 滑石 18g | 桃仁 12g | 羌活 10g | 甘草 5g |

加减：大便稀溏者减大黄量为 10g，先煎半小时，加姜黄 10g；恶心呕吐者加法半夏 10g，陈皮 12g；失眠者加川芎 10g，炒酸枣仁 12g，茯苓 12g。

处方二：

川芎 12g	菊花 18g	防风 12g	蔓荆子 15g
羌活 10g	白芷 12g	藁本 12g	细辛 3g
麻黄 3g			

加减：若体质壮实之人麻黄可加至 10g，并加地龙 10g；失眠者可加夜交藤 30g。

验案举例

杜某，男，35 岁。1969 年 10 月 14 日初诊。

1 年前因车祸头部受伤，住院治疗抢救脱险之后，即留下头痛眩晕之疾。每发作之时，头痛欲裂，用手捶击之稍有缓解，眩晕欲倒地，伴恶心呕吐、心悸失眠等症。多方求治不效，极为苦恼。

查形体消瘦，痛苦面容，舌质紫黯，舌苔白润，脉弦。余辨为风湿之邪闭阻三阳之络，兼夹瘀血停着于头部，故头痛欲裂、眩晕仆地，拟通络疏风除湿化瘀之剂治之。用上二方各 5 剂，轻煎，交替服用。

二诊：自述症减大半，夜能安卧，甚喜。仍守方，遵前法各服5剂，隔日1剂，缓缓图之。半年后随访，眩晕头痛未再发，身体康健。

按语：方一中取白芷、羌活、葛根辛温走散之性，上贯巅顶，以通经络；用酒大黄、桃仁，取其散血祛瘀之功；佐竹茹、六一散兼化湿浊；久病气血瘀滞者必多夹湿，故授之。方二乃《太平惠民和剂局方》"川芎茶调散"加味而来。方用羌活通太阳经络、川芎通少阳经络、白芷通阳明经络；以细辛、藁本、蔓荆子、防风、菊花、麻黄等诸多辛散之品协助之，则疏风、通络、祛瘀、活血之力更强，使阳络通、瘀血散，眩晕头痛之症可瘥。

本方重在疏散风邪，具有兴奋神经作用，故夜不可服，以免影响睡眠。

说明：两方宜交替服用。如头痛、失眠严重者，单服后方效应更显著，但只宜轻煎，用冷水浸泡药物20分钟，然后移武火上煎，水沸后一刻钟即可，久煎失效。服药法为每剂煎2次，上午下午各热服1次，晚上不宜服。此方白天服后令人兴奋，晚上疲倦后则能安稳入眠，若晚上服则影响睡眠。

d.上热下寒，肝风掉眩（梅尼埃病多属此型）

临证要点：多因心情抑郁而发，发则头晕目眩，甚则昏倒，视物旋转，恶心呕吐，或耳鸣畏光，动则晕眩更剧，心中烦躁不宁，腰酸膝软，畏寒肢冷，食少便溏，口干或苦或渴，舌红苔滑，脉象寸关弦尺弱。

辨证思路：本型患者有反复多次发作病史，本于脾肾阳虚，下元不足，故有食少便溏、腰酸膝软等下元虚寒之症；情志不舒，抑郁化火，风阳窜上而致头晕目眩，甚则昏倒、视物旋转等上热之症。

治则：温阳泻火，养血平肝。

处方：乌梅丸加减。

乌梅10g	细辛3g	黄连6g	黄柏6g
炒川椒3g	当归6g	肉桂6g	党参10g
制附子（先煎1小时）12g		干姜10g	

加减：口苦者去黄柏，加黄芩10g；口干而渴者，乌梅用量加大为15g。

验案举例

张某，男，46岁，干部。1964年3月初诊。

患者苦于眩晕多年，反复发作。病常突然而发，头晕目眩，视物旋转，平卧床上亦觉身体荡漾，如坐舟于风浪之中，紧握床缘始觉有靠，坐立则眩晕更剧，可致跌仆，恶心呕吐，耳如蝉鸣，烦躁失眠，喜暗畏光，恶闻声响，口干口苦，畏寒怯冷，大便稀溏，舌尖红苔白滑，脉象寸关弦尺弱。辨为上热下寒，肝风上扰之眩晕。

治则：温阳泻火，养血平肝。

处方：乌梅丸。

乌梅 9g	细辛 3g	黄连 6g	炒川椒 3g
当归 9g	桂枝 6g	干姜 6g	党参 12g
制附子（先煎 1 小时）12g		黄芩 10g	

服 1 剂病减，2 剂痊愈。当年又复发 3 次，皆用上方 2～3 剂即控制，后竟未发。

按语： 乌梅丸乃仲景《伤寒论·辨厥阴病脉证并治》之主方，此借用治脾肾阳虚，肝郁化火之上热下寒眩晕证。用川椒、乌梅、细辛、当归、黄连、黄芩养血平肝、清热泻火以治上热，此其一也；其二，取附子、肉桂、干姜温补脾肾以治其虚，培其本也。寒热并用，补泻兼施。余用此方治上热下寒之眩晕屡效，特此书之。本例眩晕，病久经年，尺候不足，耳如蝉鸣，显属下元亏损；头目眩晕，如坐舟车，寸关脉弦，乃肝风上扰也；畏寒怯冷，大便溏薄，为脾肾阳虚之证；烦躁失眠，恶光好静，乃热扰心肝之兆。一言以蔽之，总属阴阳错杂之证。遵《内经》"诸风掉眩，皆属于肝"，借用厥阴篇之主方乌梅丸而获痊愈，此系多年实践的临床经验。

（3）支气管扩张咯血

中医无支气管扩张之病名，该病咯血多属中医内伤咳嗽咯血之范畴。

考血之由来，《灵枢·决气》说："中焦受气取汁，变化而赤，是谓血。"血主要来源于"水谷精微"，食物经脾胃的消化吸收，取其精微，转输于肺，在肺的气化作用下，"泌其津液，注之于脉，化以为血"。血贯注于心，由心所主（心主血脉）、脾统摄（脾统血），静卧归肝（肝藏血）。平人之血，在心、肝、脾作用下，行于经络脉道之中，周而复始，循环不息，供应五脏六腑及四肢百骸，正如《素问·五脏生成》说："故人卧血归于肝，肝受血而能视，足受血而能步，掌受血而能握，指受血而能摄。"

血与气是相互依存的，气为血之帅，血为气之守，血随气而行，平人之血，在气的统帅下，畅行脉络，充达肌肤，流通无滞，此谓循经，乃循其经常之道也。温和则血循经脉流行，若气滞、气结、气迫、遇冷、火迫等皆可致血不循常道而溢出于脉络之外，发为各种出血病症。

龚老认为血证通治之法有四：其一调气止血，出血之证，气多逆乱，未有气不逆乱而血先出者也，故治血证，当先调气，气和则血止。其二消瘀，血止之后，其离经之血多为瘀，瘀血或壅而成热，迫血离经而行，则再现出血，或变而成痨，或结为瘕积，或刺痛，日久变证百出，不可不防，故必当消瘀，免致招来后患。其三宁血，血止瘀消之后，当防其再次潮动而复出血，则需安之，称为宁血。其四当补血养血，"精气夺则虚"，去血甚多，血无有不虚者，故当补养之。血属阴物，血去多，阴亦虚也。阴为阳之守，阴虚则阳无所附，久则阳亦随之而散，致阴阳气血诸虚，故养血补血兼顾阴阳，方可获全功。

临证要点：早期支气管扩张患者，只有轻微咳嗽，稠痰中带少量红血丝；重者每咯稠浓痰夹血，有时血多痰少，其血从口中咯出，颜色多鲜红。极严重者可连续吐鲜血数十口。

辨证思路：支扩之患，病程较长，多系肾阴久虚，水不涵木，木火刑金，灼煎肺液而为痰。其痰多稠，阻滞气道，肺失清肃，咳嗽加剧，损伤肺络，血不循经溢出脉络而成咯血。

治则：咯血多者，首当收敛止血；血止之后，宜滋肾润肺、平肝泻火。

处方：

| 侧柏叶 30g | 陈艾叶 9g | 姜炭 6g | 白茅根 30g |
| 大蓟 25g | 小蓟 25g | 旱莲草 30g | 仙鹤草 30g |

说明：支扩咯血者，一般服上方 2～3 剂血即可止，血止之后再辨证治其本。

验案举例

徐某，男，60岁，军人。

患支气管扩张多年，以前经常痰中带血，1959年突然发生大咯血不止，血色鲜红，经用多种中西药均未获效。经余治疗，处以上方，因药价低廉，患者怀疑几味廉价草药"不能治我之重病"，经再三说明药之治病，不在贵贱，只要对症用药，疗效极佳，可予试服。病人试服1剂，咯血减轻，甚喜之，再进2剂，咯血全止，以后每遇咯血复发时，再投此方，亦获显效。

按语：本方是《金匮要略》柏叶汤加味而来。方用侧柏叶清热凉血为主药；艾叶微温，活血止血；姜一定要用姜炭，姜炭已不燥热，善止血；仙鹤草性温味涩，为收敛止血之要药；茅根性平，能清肺热、血热，凡咯血、吐血、衄血、尿血均可用之，用量宜重，鲜者尤佳。支气管扩张咯血多系气不摄血，络破血溢，营血大伤，须急用收敛止血法治疗。本方五味药温清并用，能行血中之气，凉血清热。故可收迅速止血而不致瘀之功。

（4）痹证

龚师论痹证证治：痹者，闭也，塞也，不通为闭，闭塞不通之为痹。痹证是因素体虚，腠理疏松，营卫不固，加之汗出当风，或汗出涉水，或坐卧湿地，导致风、寒、湿三气杂至，侵袭经络，凝滞气血，壅蔽关节而致肌肉、关节、筋骨酸楚、疼痛、重着、麻木等的一类病证。此病证或局限于某些大、小关节，或在四肢，或客于腰背，或遍历周身，或其痛游走不定。正如《素问·痹论》所言："所谓痹者，各以其时，重感于风寒湿之气也。"又曰："风寒湿三气杂至，合而为痹也。""其风气胜者为行痹"（风善行数变），"寒气胜者为痛痹"（寒收引凝滞），"湿气胜者为着痹"（湿重浊不移）。此外，《素问·痹论》还有骨痹、筋痹、脉痹、肌痹、皮痹五痹之分，并言五痹日久不愈，复感于邪，可以内舍五脏，"内舍者邪入而居之也"，邪由经络筋骨而内舍于脏为难治之患矣！除《内经》行痹、痛痹、着痹及五痹说之外，后世医家又有"周痹""历节""痛风""白虎历节""鹤膝风""走注"等诸多名称。此类痹证，大抵以知痛知痒者为病轻，不痛不仁者为病重。痹证虽有许多种名目，但历代医家尚遵《素问·痹论》行痹、痛痹、着痹之说，一直沿用至今仍为辨治痹证之准绳。

行痹一名"走注"，又称"流火"。症见关节疼痛，游走不定，日夜不已。风气最胜者，每见关节红肿不仁，或筋屈不伸，或伸而乏力，以上半身痛为多，亦可下半身痛，脉多浮缓。

痛痹，又名"痛风"，或称"历节""白虎历节"等。症见腰背关节疼痛，痛有定处，固着不移，白天痛轻，夜晚痛剧，遇热痛缓，遇寒痛增，脉多紧大兼涩。

着痹，其疼痛多留着一定部位（多在下肢），皮肤麻木重着不移，痛所或左或右，或臀或腿，阴湿天痛加剧，兼夹身重、四肢乏力、胸闷纳呆等湿重现象，苔多白厚腻，脉多濡缓。

此外，体虚而风、寒、湿三气俱盛入侵，可遍攻肢体关节，则周身掣痛，麻木并作，名为"周痹"。又有邪郁病久，风化为火，寒化为热，或素体阴虚阳亢，或本湿痰阴火内滞经络，感邪之后，则关节焮热红肿疼痛，并可有发热、溲赤、口渴、舌赤、脉数等症状，名曰"热痹"。

行痹、痛痹、着痹皆为风、寒、湿邪杂至入侵，不过风、寒、湿三气各有偏盛而已，皆可归入阴寒证类；热痹则证属阳热类。两类证其脉症大不相同，治法各异，不可混同。

痹证是临床上极多发而常见之病，地不分南北，人不论男女，皆可罹患此病，故历代医家都很重视。龚老在临床工作中亦曾常诊治痹证，并以中医痹证之理，辨证诊治坐骨神经痛取得较佳的效果，特书之于下。

临证要点：患者常先有背部酸痛和腰部强直感，几天后臀部、髋部向下扩散到小腿外侧和足背，此乃坐骨神经之通路也。其疼痛剧烈，痛如针刺，或有麻木感，少数患者发作频繁，疼痛可经年不愈。

病因病机：坐骨神经痛的主要症状是沿坐骨神经通路有剧烈疼痛，由臀部、髋部向下扩散到小腿外侧和足背。以中医的痹证归类法来划分，其痛剧烈，应归属为痛痹。但从部位来看，主要痛在下部，并有窜走麻木感，"风伤于上，湿伤于下"，此证必兼夹风湿之邪。乃风寒湿邪侵及下部，流注经络关节，凝滞气血，经脉不通则重麻疼痛。

治则：祛风散寒除湿。

处方：桂枝芍药知母汤加减。

| 桂枝 12g | 防风 12g | 白芍 12g | 麻黄 6g |
| 白术 15g | 知母 12g | 生姜 15g | 甘草 6g |

制附片（先煎 1 小时）30g

疼痛剧烈者可辅以外治。处方：生川乌 30g，生草乌 30g，吴茱萸 10g，共为粗末，入食盐 125g，炒至盐变深黄色，和少许白酒，立即用布包熨患处，日 2～3 次，可散寒止痛。

验案举例

卢某，男，58 岁，建筑工人。1970 年 11 月初诊。

患者右侧坐骨神经疼痛剧烈，从右侧臀部、髋部向下扩散，致到小腿外侧和足背均感剧烈疼痛不可触摸，白天疼痛较轻，入夜疼痛加剧，甚则彻夜疼痛难眠，肢体移动时更觉牵引疼痛，且有困重感，胃纳不佳，舌苔白滑，脉象紧涩。辨为痛痹，风、寒、湿三气杂至合而为痹。今患者临床表现以疼痛为主，痛为寒甚，寒为阴邪，伤人之阳气，收引经脉，凝滞气血，疼痛剧烈，其痛处比较固定，而且又有困重感，外症恶寒无汗，为兼有风湿之象。

治则：以温阳散寒为主，兼祛风除湿。

处方：桂枝芍药知母汤加味。

制附子（先煎 2 小时）30g	桂枝 12g	白芍 12g
知母 12g	麻黄 10g	苍术 10g	白术 10g
生姜 12g	防风 12g	甘草 6g

每日 1 剂，水煎温服，每剂 3 煎，分 3 次服，连服 10 剂，疼痛大减。

二诊：改用四逆汤加桂枝。处方：

| 制附片（先煎 2 小时）60g | 干姜 12g | 桂枝 24g |
| 炙甘草 12g |

水煎，每剂煎服 3 次，日 1 剂，连服 10 剂，病即告愈。

注意：附片先多加冷水泡半小时后，武火煎 2 小时。若中途水不够只能加沸水，切不可再加冷水，以免煎煮不够致毒性难以散发，然后再入他药煎半小时，药汤以一次服 200～300mL 为宜。第 2、3 煎，每次煎半小时即可。

按语：本方乃《金匮要略·中风历节病脉证并治》之桂枝芍药知母汤。方用附子、白术温阳除湿散寒为主；以桂枝、麻黄、防风、生姜等助其温散之力；芍药配甘草缓急止痛，桂枝通阳化气，行十二经，走而不守，配麻黄疏散风寒，配芍药养血活血，配白术除湿；知母清热除虚烦，兼制他药之燥性。共奏祛风散寒、除湿止痛之功。在临床实践中，余用桂枝芍药知母汤治急慢性坐骨神经痛屡获奇效。

（5）泄泻

泄泻系指便次增多，便质稀薄不成形，甚至泄水样便而言。

单纯便次多而不稀薄者不能称为泄泻。临床所见有大便习惯性 3 ~ 4 天一行，且便干者，称为习惯性便秘；亦有习惯性 1 日 2 次大便而无不适者，不为泄泻，此多与饮食有关。譬如以红薯为主食者，因红薯宽肠，可大便日 2 ~ 3 行。单大便不成形而便次不多者，谓之"便溏"或"鸭溏"（便如鸭屎不干）。便次多且便稀薄者，方可称之为泄泻；其便如水样，见水多质少者，名曰水泻。

泄泻之病四季皆有，以夏秋两季为多。此病中医认识较早，首见于《内经》，如《素问·金匮真言论》："长夏善病洞泄寒中。"《素问·阴阳应象大论》："清气在下，则生飧泄。……湿胜则濡泄。"故有"泄"与"濡泄"之称。后世医家更有"大肠泄""暑泄""久泄""五更泄""鸡鸣泻""洞泻""水泻"等名称。汉代尚有"下利"之称，如仲景《伤寒论》281 条："太阴之为病，腹满而吐，食不下，自利益甚……"284 条："自利不渴者属太阴，以其脏有寒故也……"厥阴篇还有"食则吐蛔，下之利不止""下利清谷"等论述，此"下利"实指泄泻而言。泄泻与下痢有别。下痢者便稀薄且便次多，多兼有便带黏液脓血，及里急后重之症状。

古人对"泄"与"泻"尚有分别。如明《丹台玉案》："泄者，如水之泄也，势犹舒缓；泻者，势似直下（瀑布直下，势急也）。"二者虽微有不同，但其病机则一，皆为脾胃功能败伤所致，故多泄泻并称。

重庆地区春秋多雨，冬天多雾（世界三大雾都之一），夏天酷暑暴热（三伏天极热时，室温可达 40℃左右，且日夜温差极小，为全国三大火炉之一）。人多饮冷，喜居阴湿之地，故四季多湿。湿易为患则病水泻。注：据气象资料记载，四川系副热带湿润气候，气温变化和缓，盆地年平均气温在 16 ~ 18℃。盆地雨量充沛，四季较为均匀，加上由于盆地特殊地形，使之成为全国多云和多雾中心，也是全国日照最少的地方。四川，四周环山，盆地内潮湿空气不易外流，雾不易消散，使盆地内年相对湿度平均在 76% ~ 85%，而人类生活感到舒适的相对湿度是 30% ~ 37%。重庆湿更甚于盆地其余地区，故患泄泻者终年不绝，夏秋季水泻病患尤多。龚老长期在重庆地区行医，因地制宜，以香温消食、甘平利水之法治疗"水泻"。现论述如下。

临证要点：肠鸣腹痛阵作，大便泻水，谷质甚少，腹痛时不能忍受，非便不可，便时一泻而罢，如鸣枪之状（川东农村俗称为打标枪），量虽不多，但不坠

重，小便量少色淡黄，食欲减退，或虽能食亦不敢多食，噫气、矢气频作，腹微
胀满，口或干苦，或微渴，舌苔淡白或微黄润滑。脉左右俱沉或微沉，或左右关
偏紧、偏弦、偏涩，以脉不浮数为特征。

辨证思路：由于多饮凉茶凉水、雪糕、生冷瓜果及饮食冷热杂投，及致脾胃
消化力减弱，分泌运化失常，水谷不分而成水泻，或名洞泻。

治则：香温消食，甘平利水。

处方：

煨肉豆蔻 10g	石菖蒲 15g	炒麦芽 15g	炒谷芽 15g
神曲 12g	广藿香 12g	广木香 9g	黄芩 9g
法半夏 12g	水灯心 30g	大腹皮 12g	茯苓 12g

加减：此方加减法颇多，不一一列举。但总的原则是以甘平利水、香温导
滞之品为宜，决不可任意采用寒凉之品及清热解毒杀菌之药，以防败伤脾胃之
阳气。若阳气损，湿难除，病必不愈矣！方内之黄芩，若无口苦胆热症状亦当
去之。

验案举例

李某，女，28岁，干部。1963年8月24日初诊，门诊号20613。

入秋以来，连晴高温，天气酷热，人多烦热难耐，心中似火灼，患者整日冰
水、西瓜、凉粉、热面杂投。昨日下午始感脘腹胀痛，入夜肠鸣，腹痛阵作，泻
水如注，行已有五次，今晨又二行，不坠重，尿少，不思食，气怯弱，疲倦乏
力。大便化验为水质便，无黏液脓血。苔白润，脉弦濡。

治则：温阳燥湿，利水止泻。

处方：

煨肉豆蔻 12g	石菖蒲 12g	炒麦芽 25g	炒谷芽 25g
六神曲 12g	广木香 9g	广藿香 12g	茯苓 12g
冬瓜仁 30g	槟榔片 10g		

水煎，每日2剂，分4次服。连服2天。

二诊：药后洞泻已止，食欲尚差，疲倦乏力，苔薄白，脉细弱。此泻虽止，
湿尚未净，正气未复，拟香砂六君子汤加味，健脾胃、和中化湿，以善其后，而
收全功。

　　按语：患者病于夏秋，冷热杂投，湿邪内阻，中阳伤损，脾运不健。脾本为胃行其津液，今脾失健运，谷食入胃，胃失研磨腐熟水谷以化生精微之功，故水反为湿，谷反为滞，"精华之气，不能输化，致合污下降"，而洞泻频作，此即《内经》"脾病者，虚则腹满肠鸣飧泄"之谓也。中阳既伤，脾气必衰，胃纳呆滞，故不思食。"谷不入，半日则气衰，一日则气少"，故气怯弱；脾不散精，故疲倦乏力；水湿皆走大肠而尿液少。综上观之，此证实为湿浊内伤中阳，脾胃功能失常，谷不化精，反变败浊，而走下窍，发为水泻。故治宜辛温香窜以温中阳、燥湿浊，并辅以甘平利水、和中止泻。

　　方用肉豆蔻、石菖蒲辛温香窜，辛能散能消，温能和中通肠，香窜入脾开胃消食；并佐二芽、广藿香、广木香、法半夏，以达香温行气、理脾开胃、消食止泻之功；辅以茯苓、大腹皮、水灯心甘平利水之品，小便通，湿浊化，大便实，泄泻止；更以黄芩清热利胆除口干口苦。此外，冬瓜仁、冬瓜皮、猪苓、泽泻、扁豆、薏苡仁、莲子肉、怀山药等甘平健脾祛湿利水之品，可在泄泻缓解后选用。

　　（6）痢疾

　　痢疾以发热、腹痛、便下赤白脓血、里急后重为其主要临床表现。

　　本病《内经》称为"肠澼"，《金匮要略》称为"下利"。《金匮要略·呕吐哕下利病脉证治》论下利的条文计24条之多，对痢疾一病的证治已做了详尽的论述。如341条"下利便脓血者，桃花汤主之"，342条"热利下重者，白头翁汤主之"，344条"下利清谷，里寒外热，汗出而厥，通脉四逆汤主之"。宋代以前的方书还有称痢疾为"滞下"者。如《济生方》："今之所谓痢疾者，古所谓滞下也。"《诸病源候论》有"赤痢""热痢""血痢""脓血痢""赤白痢"等名称；又以病程长久的称为"久痢"，时愈时止的称为"休息痢"。金元时代已知痢疾有极强的传染性。如《丹溪心法》所说"时疫作痢，一方一家之内，上下传染相似"，故又有"时疫痢"之称。

　　痢疾多由感受湿热疫毒等时邪，内伤生冷不洁之饮食，犯及脾胃与肠道，"邪毒"与脾胃肠道之气血相结，化为脓血而下，则成痢疾也。

　　痢疾一病四时皆有，夏秋为多，男女老幼均可罹患，儿童特多。痢疾为临床所常见。痢疾一证又有"疫毒痢""虚寒痢""休息痢""赤白痢""湿热下利""积滞下痢"等多种类型。龚老临床所见以"积滞下痢""湿热下利""赤白痢"为多，善用除湿、清热、导滞之法治疗本病，特就此论述如下。

①积滞下利

临证要点：腹部微痛，大便泻白色稠黏液汁，坠胀欲解，解便次多量少，一昼夜达 8 ~ 9 次或 20 ~ 30 次不等，小便色微黄不畅，或与大便同解，中脘常微胀痛，嗳气多，矢气少，或口干苦，手心发热，舌苔微白或淡黄。脉左右俱沉，或微沉不浮，或微弦，或微紧，或滞涩。

辨证思路：夏末秋初时节，因多吃生冷之物，或冷热兼进，引起大小肠蠕动力减弱，日久转变为下焦湿热。中焦无病，因善饥多食，致积食停滞胃脘。中焦有积食，下焦有湿热，故病变发生在中、下二焦。

治则：消化中焦之积食，清解下焦郁滞之湿热。

处方：

煨肉豆蔻 10g	广木香 9g	槟榔 9g	山楂炭 12g
建神曲 12g	秦皮 12g	高良姜 12g	黄芩 10g
石菖蒲 15g	水灯心 30g		

加减：积食甚者去肉豆蔻，加草果仁 9g；水湿甚小便不利者加茯苓 12g，苍术 9g。

验案举例

刘某，男，2 岁半。1967 年秋初诊。

患儿于仲秋时节，多吃猪蹄汤，又吃柚子后起病。初时日泻稀便 3 ~ 4 行，无坠重之感，医以黄芩、黄连、氯霉素、合霉素等治之，病不解，泻更甚，至日夜下稀便 10 余行，坠重，但无脓血。查苔黄滑，脉弦数，诊为食滞中焦，气机不利，水气不行，水食郁积，生湿化热，致成下利。拟化食消积、清热理气和中之剂。

处方：

焦山楂肉 9g	神曲 9g	槟榔 6g	广木香 3g
水灯心 12g	秦皮 6g	高良姜 3g	黄芩 5g
石菖蒲 5g	炒草果仁 3g		

水煎，日 1 剂煎 2 次，4 次分服，连服 3 剂。药尽病瘥。

按语： 方用肉豆蔻、神曲、山楂、槟榔，消食化积散瘀；广木香、高良姜行气止痛，以消中焦之积食；秦皮、黄芩、石菖蒲，清热燥湿、泻火解毒；水灯心清热利水；广木香、槟榔还有理气行水的作用，气机畅，水气行，湿可除，下焦湿热可解。

此为积食与湿热兼杂之病，非寒与热感染之病，不可用黄连、黄柏、栀子一类苦寒之品，免伤脾胃之阳气，亦不可用干姜、肉桂、吴茱萸等辛热之药，以防耗伤阴津。

②湿热下利

临证要点：腹痛即欲大便，坠胀后重，日夜行 6～7 次，乃至 20～30 次，大便系腐化的清粪兼杂白色黏液，或淡赤色和赤色，肠不鸣，但腹时微痛，腹部痞胀，小便次数多而量少，尿色淡黄，或与大便同解，无痛苦感。口微苦或微渴，食少或不思食，但不噫气，不矢气，身体软弱，多郁闷，但不烦躁，下焦症状与积滞下利略同，只是坠胀较甚，下利次数更多。舌苔白淡，水气重者白兼淡黄色，脉左右俱沉濡，如兼有表病亦可出现浮脉。

辨证思路：由于多吃生冷及冷热兼杂之食物和饮冷水过多，停滞于大小肠之中，酝酿而成湿热，湿胜则濡泄，湿气多滞，乃有坠胀而解不出之状。

治则：疏化中焦湿热，促进水谷分清泌浊，各从其道而走，下利自止。

处方：

黄柏炭 9g	黄芩 9g	秦皮 9g	高良姜 9g
槟榔 9g	广木香 12g	石菖蒲 15g	水灯心 30g
木通 12g			

加减：如兼表证有寒者加羌活 9g，有热者加粉葛根 15g；有呕吐者加法半夏 9g，广藿香 12g。

验案举例

赵某，女，23 岁，售货员。1963 年 8 月 11 日初诊。

昨日在某餐馆吃凉拌白肉，当晚腹痛腹泻，坠重解而不畅，至今晨已七行，微恶寒发热，口干欲呕，不思食，查苔白润，脉浮弦。大便镜检：脓细胞、吞噬细胞少许。诊为湿热下利，兼夹食滞。

治则：清热燥湿，消食导滞。

处方：

黄柏炭 10g	黄芩 10g	秦皮 10g	槟榔 9g
广木香 10g	广藿香 12g	白芍 12g	法半夏 10g
山楂 12g	神曲 12g		

水煎服，每日 1 剂，3 剂而愈。

按语： 方中黄柏、黄芩、秦皮，清湿热、泻火毒，治痢为主；用槟榔、广木香、水灯心、木通，理气机、消积食、行水气、解热毒；高良姜、石菖蒲化湿、和中、止痛。上药合奏清热燥湿、泻火解毒、消食行滞、理气行水之功。

说明：此是中下焦湿热下利，与白头翁汤证之热利下重绝不相同，临证时当细审之。

③赤白痢

临证要点：起病急，先畏寒发热，恶心呕吐，随之即出现腹泻，先泻时大便中尚有粪质，以后大便中有大量黏液及血丝，呈红色胶冻样、量较少，每天可大便 10～20 次，有明显里急后重之感，并可伴有左少腹痛。中医尚有"赤痢"（便以红多白少为特点）、"白痢"（便以白多红少为特点）、"赤白痢"（便中红白相兼）等区别。

辨证思路："外感时邪，内伤饮食"，湿热邪毒乘虚内犯，与肠道气血搏结，化为脓血致成痢疾；因湿邪蕴结，气机郁滞，故有坠重之感。其赤痢属热重于湿，热伤肠络而发；白痢属湿重；赤白痢属湿热两重。

治则：赤痢治宜清热解毒为主，辅以除湿。白痢治宜除湿导滞为主，辅以清热解毒。赤白痢治宜清热解毒、除湿导滞并重。

处方：白头翁汤加减。

赤痢方药：

| 黄连 6g | 黄芩 12g | 广木香 10g | 槟榔 10g |
| 黄柏炭 9g | 白头翁 24g | | |

白痢方药：

| 葛根 24g | 石菖蒲 18g | 秦皮 12g | 水灯心 30g |
| 败酱草 30g | 忍冬藤 30g | 车前草 30g | |

赤白痢方药：

| 黄连 9g | 黄芩 12g | 黄柏炭 9g | 白头翁 24g |
| 秦皮 24g | 槟榔 9g | 葛根 24g | 广木香 9g |

验案举例

黎某，男，35岁，工人。1963年7月2日因发热、腹痛、腹泻入院，住院号16841。

发热（体温38.6℃）、腹痛、腹泻，日10余次，坠重明显2天。入院后便次更频，下淡红水样便，坠重，几至登厕下少许淡血水便，无质，离厕又坠胀欲便，日夜无度。苔黄腻，脉弦数。大便镜检：脓细胞（+++），红细胞（++），吞噬细胞（+）。辨为热毒痢。

因2日来少进饮食，给予支持疗法补液。

治则：清热解毒，凉血止血。

处方：白头翁汤加味。

| 白头翁 24g | 黄芩 10g | 黄连 10g | 黄柏炭 12g |
| 秦皮 24g | 广木香 9g | 白芍 24g | 槟榔片 9g |

水煎，日2剂，日服4次，夜2次。

3日后便泻次数及坠胀均减，改为每日1剂，进流质饮食。1周后大便成形，腹中知饥，改半流质饮食，停服汤药，共住院11天，病愈出院。

按语： 凡热痢下重者，以白头翁汤为主方，临证时可因证化裁之。白头翁汤乃仲景治热利下重之主方。方用白头翁清热解毒、凉血治痢为主药；黄芩、黄连、黄柏、秦皮，燥湿清热、泻火解毒，以助白头翁治痢之功。上药合用清热解毒、凉血止痢。临床之时，可随证增损。气滞者加广木香、槟榔、白芍等行气止痛之药；食积者，可加楂曲、二芽等消食化滞之品；水气不行者，可加茯苓、木通、车前草、水灯心等渗水利湿之品；毒热重者，可加金银花、连翘、败酱草、虎杖等清热解毒之品；赤痢血多者，可加赤芍、丹皮、生地、地榆等活血凉血之药；兼表证者，可加葛根、羌活、柴胡等品。

（7）肝炎、肝硬化

在中医学中，无肝炎、肝硬化的名称，但是与这种病相类似的记载，早在2000多年前的《内经》上已有所认识和描述，后代医家又有所发展。急性黄疸型传染性肝炎，应归入中医的天行黄疸类。如《金匮要略》云："黄疸之病，当以十八日为期，治之十日以上瘥，反剧为难治。"其所指，即此类病也。慢性肝炎和肝硬化，应归属于胁痛、积聚、鼓胀等范畴。

古人在与疾病做斗争的长期医疗实践中，积累了丰富的治疗经验，这不仅有历史意义，而且还具有现实意义。因此，重温历代医家对肝病的论述，取其精华，弃其糟粕，对今天我们治疗肝炎、肝硬化是有所教益的。

《素问》论肝与其他脏腑的生理关系：第一，"食气入胃，散精于肝，淫气于筋。食气入胃，浊气归心，淫精于脉，脉气流经，经气归于肺，肺朝百脉，输精于皮毛，毛脉合精，行气于府，府精神明，留于四脏，气归于权衡，权衡以平……以决死生"。说明了肝、心、肺对气血营卫起到极其重要的作用。经消化后的食物精华，要输送到全身各个组织，必须经过"散精于肝""浊气归心"两个过程。在精华输布过程中，肝主贮藏养料，心主循环血脉，为输送营养的总枢，肺能调节百脉回流。内脏得到营养供应后，才能发挥正常的功能。第二，"肝者，将军之官"，说明肝还有抗御外侮的作用，即解毒的作用。第三，"五十岁，肝气始衰，肝叶始薄，胆汁始减，目始不明"，说明人生渐入老境，肝功能也处于衰退状态了。

以上是《内经》对肝的生理功能的论述。那么，在治疗肝病时如何应用呢？我认为无论肝炎或肝硬化，必须遵循以下三个治疗原则：第一，要注意饮食。如因患肝炎或肝硬化而引起饮食减少，消化不良，就要兼顾脾胃，增强食欲，以保证有足够的食物精华"散精于肝"，使肝脏得到充分的营养。第二，肝脏有解毒的作用。肝炎是由病毒引起的传染性疾病，特别是急性肝炎，一定要选用清热解毒的方药。凡是有毒性的药物对肝脏都是不利的，均当禁用。第三，五十岁以上的人"肝气始衰"，也就是肝的功能处于衰退之时，无论治疗肝炎还是肝硬化，都应以固正除邪为大法进行保肝，切不可任意攻伐，免犯虚虚之戒。

《素问·脏气法时论》曰："肝病者，两胁下痛引少腹，令人善怒。"《灵枢·邪客》曰："肝有邪，其气流于两胁。"《灵枢·五邪》："邪在肝，则两胁中痛。"《灵枢·邪气脏腑病形》曰："肝脉微急为肥气，在胁下若复杯。"《素问·六节藏象论》曰："肝者，罢极之本。"这些描述说明了肝病是以胁痛、肝大、胀气、疲劳为主要症状。《素问·阴阳应象大论》曰："怒伤肝。"《素问·生气通天论》曰"风气通于肝"，"风邪伤肝"。说明肝病之因有内伤外感之分。《素问·平人气象论》曰："平肝脉来，软弱招招，如揭长竿末梢，曰肝平……病肝脉来，盈实而滑，如循长竿，曰肝病；死肝脉来，急益劲，如新张弓弦，曰肝死。"这是古人从临床中得出的肝脏无病脉、有病脉，甚至死脉的宝贵经验。总之，《内经》中有关肝病的论述给我们治疗肝炎和肝硬化以有益的启示。

历代医家对肝病的论述颇多，积累的经验是极为丰富的。除引上述《内经》论述之外，又如《伤寒杂病论》中"见肝之病，知肝传脾，当先实脾""上工治未病，中工不晓相传，唯治肝也"，都指出了治肝病应从整体出发，不要单独治肝。为什么肝病要肝脾同治，或肝脾肾同治？唐·孙思邈《千金要方》说："病先发于肝者，头目眩，胁痛支满，一日而之脾，闭塞不通，身体痛重，二日之胃而腹胀，三日之肾，少腹腰背胫酸。"明·张景岳说："胁痛之病，本属肝胆二经，以二经之脉皆循胁肋故也。然而心、肺、脾胃、肾与膀胱皆有胁痛之病，此非诸经皆有此症，但以邪在诸经，气逆不解，必以次相传，延及少阳厥阴，乃至胁肋疼痛。故凡以焦劳忧虑而致胁痛者，此心肺之所传也，以色欲内伤，水道闭塞而致胁痛者，此肾与膀胱之所传也。传至本经，则无非肝胆之病矣。至于忿怒疲劳、伤血、伤气、伤筋，或寒邪在半表半里之间，此自本经之病。病在本经者直取本经，传至它经者，必拔其所病之本，自无不愈矣。"又说："凡房劳过度，肾虚羸弱之人，多有胸胁肋间隐隐作痛，此肝肾精虚不能化气，气虚不能生血而然。凡人之气血不虚则不滞，虚则无有不滞者，倘于此证不知培气血，而但知行滞通经，则愈行愈虚，鲜不殆矣。"

这些论证，说明肝病有外感和内伤之分。在治疗上应分析病情，或治本病，或兼治他病，应随证处理，才能在治疗肝病时收到较好的效果。

1）急性肝炎

考中医书籍无"肝炎"的名称，西医谓本病是由病毒引起的急性传染病。常见的有黄疸型和无黄疸型。黄疸型肝炎与中医的由湿热引起的"天行黄疸"相似，无黄疸型肝炎与中医的由肝热郁滞引起的胁痛、痞块、肝郁气滞等病证相符。病因有内伤和外感的不同，内伤多因脾胃素虚，加之饮食不慎或嗜好饮酒或多食油腻之物，以致湿郁热蒸，脾失健运，肝失疏泄，兼感时邪而发病。如迁延不愈，肝脾两伤，气滞血瘀，酿成慢性。外感则多由感受湿热毒邪所致。

少数重型（又称暴发型）肝炎，应归入中医"急黄"的范畴。其病势急骤，热毒炽盛，每易迅速内陷营血，预后不良，须中西医及时抢救，切不可疏忽大意。

①黄疸型传染性肝炎

本病患者 2～4 周前多有与传染性肝炎患者密切接触史。大多数病人在黄疸出现前，有消化不良、食欲不振、恶心，时有呕吐，右胁下和上腹部往往胀痛不适，伴有倦怠乏力、畏寒头痛、咳嗽流涕、肢体疼痛、发热等症。此时往往易误诊为流行性感冒，直到巩膜和皮肤出现黄疸，尿如浓茶色，才想到黄疸之病，而延误治疗。黄疸之病早期诊断很重要。临证时必须进行腹诊，如发现肝脏肿大，肝区有触痛和叩击痛，再参考化验检查，一般是不难早期确诊的。

黄疸型肝炎，中医分为阳黄和阴黄两种。阳黄者，由风湿外伤或酒食内伤，湿热交蒸所致。其症为巩膜和皮肤黄色鲜明如橘子色，身热烦渴，或躁扰不宁，或消谷善饥，或小便赤涩热痛，或大便秘结，舌红苔腻，脉象洪滑有力，或弦数而实。阴黄者，是无黄疸阳症阳脉者。凡七情伤脏，劳倦伤形，使中气损伤而成阴黄。其症为巩膜和皮肤黄色暗晦，神思困倦，言语轻微，畏寒少食，喜静恶动，四肢怕冷，自汗泄利，舌淡苔滑，脉象沉迟细弱，或虚软无力。清·叶天士《临证指南医案》对阳黄、阴黄之病机有极精辟的论述："黄疸，身黄、目黄、溺黄之谓也，病以湿得之，有阴、有阳、在腑、在脏。阳黄之作，湿从火化，瘀热在里，胆热液泄与胃之浊气共并，上不得越，下不得泄，熏蒸遇郁，侵于肺则身目俱黄；热流膀胱，溺色为之变赤，黄如橘子色。阴黄之作，湿从寒化，脾阳不能化热，胆液为湿所阻，渍于脾，浸淫肌肉，溢于皮肤，色如熏黄。"叶氏对阳黄阴黄从湿热、寒湿辨证，认为皆与胆液为湿所阻有关，是很有参考价值的。在治疗上，汉·张仲景治湿热黄疸用茵陈蒿汤、寒湿阴黄用茵陈四逆汤，均为有效的方剂，为汉以后的医家所采用。余在临床之时，所遇到的黄疸型传染性肝炎病人，多属湿热阳黄，很少见到虚寒阴黄者。

黄疸型肝炎，我所见者，以小儿为最多。黄疸之成，乃时行热毒，湿邪郁伏所致，因而以清热解毒、利湿化浊为治则。中医治疗黄疸，特别重视辨证施治。一般可以归纳为湿热并重、热重于湿、湿重于热三个类型，兹分别论述如下。

a. 湿热并重

临证要点：低热畏寒，头重眩晕，口干苦或渴，心烦不宁，食欲减退，或恶心呕吐，肢体倦怠，肝区疼痛不适。继之，巩膜和皮肤出现黄疸，鲜明如橘子色，尿色加深如浓茶，大便泻或秘，黄疸加深时，大便呈灰白色，舌质红苔黄腻，脉洪滑或弦实。腹诊肝脏多肿大、质软，有触痛和叩击痛。化验检查肝功异常。

治则：清热解毒，除湿化秽。

处方一：

茵陈 30g　　　满天星 30g　　　板蓝根 30g　　　山栀 10g

大黄 6g　　　　滑石 20g　　　　木通 12g　　　　车前草 30g

金钱草 30g

日 1 剂。

加减：黄疸消退后，可去满天星、金钱草；热已减轻，口不干苦，或大便偏淡者可去大黄；小便清长者可去滑石、木通；食欲不振者可加鸡屎藤、侧耳根、麦芽等。

处方二：

茵陈 30g　　　满天星 30g　　　板蓝根 30g　　　败酱草 30g

龙胆草 10g　　水灯心 30g　　　车前草 30g　　　金钱草 30g

刺黄芩 12g

日 1 剂。

加减：黄疸消退后，去满天星，热减轻者去龙胆草；小便清长者去车前草；食欲不振者加鸡屎藤、侧耳根（侧耳根即蕺菜）；肝区疼痛者加泽兰叶、香附。

处方三：

茵陈 30g　　　满天星 30g　　　板蓝根 30g　　　金钱草 30g

车前草 30g　　黄连 6g

日 1 剂。

方四：糯稻根（糯稻茎亦可）60g，用清水煎半小时，取汁加入白糖少许，代饮料频服。

说明：上药方均为成人量，小儿酌减。

治黄疸型肝炎，古代医家有谓"利小便为治黄总诀"。除祛湿专用利尿的药物外，采用清热解毒的药物，对本病治疗尤为重要。除上述方中的清热解毒药物外，还有蒲公英、紫花地丁、鱼鳅串（马兰）、忍冬藤、天葵子、野菊花、半支莲、白花蛇舌草、夏枯草、石指甲、大小蓟、蓬草等清热解毒药可以选用。

验案举例

案一 杨某，男，32 岁，工人。1968 年 6 月初诊。

因患黄疸型传染性肝炎就诊。黄疸指数 50IU，谷丙转氨酶 400IU，麝浊12IU，锌浊 20IU。症见畏寒低热，两胁胀满微痛，食欲不振，精神疲倦，皮肤和巩膜黄染如橘子色，小便涩黄如浓茶，口干苦不甚渴，大便灰白色。腹诊：肝能触及、质软，肝区有触痛。舌红苔黄腻，脉弦滑。西医诊断为急性黄疸型传染性肝炎。中医辨证为湿热并重。服"处方一"10 日内黄疸消退，症状基本消失。原方去满天星、滑石，再服 2 周，肝未触及，肝功恢复正常。再守方 1 周即停止服药，饮食调养，以后未复发。

案二 陈某，男，42 岁，干部。

1970 年 3 月开始出现精神倦怠，食欲不振，恶心呕吐，微恶寒，发热。随后尿如浓茶色，巩膜及皮肤黄染，未见出血点，无瘙痒，肝大，质软，有触痛，苔白厚，脉弦实，口干苦微渴。

检查：黄疸指数 40IU，谷丙转氨酶 360IU，麝浊 18IU，锌浊 22IU。西医诊断为急性黄疸型传染性肝炎。中医辨证为湿热两重。服"处方二"1 周后，黄疸消失，胃纳好转，守方 2 周，自觉肝区无不适之感，肝功能恢复正常，但肝仍能触及，再守方 1 周，肝不能触及。

案三 周某，女，10 岁，学生。

1973 年 4 月患黄疸型传染性肝炎。初起寒热往来，恶心，胃纳不佳。随后发现尿色深黄，巩膜及皮肤黄如橘子色。肝能触及，有叩击痛。舌红苔黄腻，脉弦数，口干苦微渴。

检查：黄疸指数 60IU，谷丙转氨酶 500IU，麝浊 14IU，锌浊 20IU。西医诊断为急性黄疸型传染性肝炎。中医辨证为湿热并熏之黄疸。服"处方三"1 周内黄疸消失，2 周内症状消失、饮食恢复正常，4 周内肝不能触及，肝功能恢复正常。再守方 1 周，即停止服药。

案四 1969 年 10 月，我参加巡回医疗队去往涪陵地区武隆县文复公社。该公社地处高山区，缺医少药。当时，第五生产大队社员肖某，家中三个孩子均染急性黄疸型传染性肝炎，巩膜和皮肤鲜黄如橘子色，尿色深黄，胃纳不佳，舌苔黄腻，脉弦数。肝能触及，有明显触痛和叩击痛。山区不能做化验检查，服中药经济条件不具备，此时已是秋收之后，糯稻根须也找不到，只有用干糯稻茎，每人每日 60g，煎水兑入白糖少许，作饮料频服，连服 10 日黄疸消失，守方 20 日，肝不能触及，再服半月后停药，以后未复发。

注：糯稻根须性平味甘，入肝、肺、肾三经，可养阴除热、止汗。

b. 热重于湿

临证要点：巩膜及皮肤黄染如橘子色，尿色深黄，肝脏肿大，肝区有触痛及叩击痛。化验检查肝功能异常。除具有一般黄疸型肝炎共有症状外，还有心烦，口干苦而渴，或大便秘结，脉数，苔黄等热重于湿的症状。

治则：清热解毒，利湿化秽。

处方一：

山栀 12g	大黄 6g	茵陈 30g	满天星 30g
板蓝根 30g	连翘 15g	小蓟 30g	六一散 20g
木通 12g			

水煎，每日服 1 剂。

加减：黄疸消退后，去满天星，大便溏泄者去大黄，胃纳差者加鸡屎藤、鱼腥草，肝区疼且腹胀气者加广木香、青藤香、佛手。

处方二：

茵陈 30g	满天星 30g	板蓝根 30g	龙胆草 10g
黄芩 12g	败酱草 30g	金钱草 30g	车前草 30g

水煎，每日 1 剂，3 服。

加减：肝区疼痛者加泽兰叶、香附，胃纳差者加鸡屎藤、鱼腥草，黄疸消退者去满天星，小便畅利者去金钱草。

验案举例

案一　李某，男，38 岁，干部。

1968 年患黄疸型传染性肝炎。巩膜和皮肤黄如橘子色，尿色深黄如浓茶，大便秘结，口干苦而渴，心烦不宁，脉弦数，苔黄腻舌红。查体：肝在肋下 2cm，有触痛和叩击痛。化验检查：谷丙转氨酶 5IU，麝浊 14IU，锌浊 17IU，黄疸指数

45IU。西医诊断为急性黄疸型传染性肝炎。中医辨证为热重于湿之黄疸。服处方一6天后黄疸消退，连服20天症状消失，肝功能恢复正常。再守方2周，以巩固疗效，后未复发。

案二 陈某，女，6岁。

1973年2月患黄疸型传染性肝炎。查体：肝于肋下可触及，有明显触痛。化验：黄疸指数60IU，谷丙转氨酶400IU。症见巩膜和皮肤黄染，小便深黄，口干苦，心烦不宁，舌质红苔黄腻，脉弦数。西医诊断为急性黄疸型传染性肝炎。中医辨证为热重于湿之黄疸。经服处方二7天，黄疸消退，14天后肝脏已不能触及，20天后诸症消失，肝功能恢复正常。

c. 湿重于热

临证要点：巩膜和皮肤发黄，尿色深黄，肝脏肿大，肝区疼痛，身体困重，胸脘痞满，泛酸，口干不欲饮，或口甜淡，舌苔白腻，脉象弦濡，肝功能异常。

治则：除湿化秽，清热解毒。

处方一：

茵陈 30g	满天星 30g	猪苓 10g	茯苓 12g
泽泻 12g	苍术 10g	滑石 20g	通草 6g
佩兰叶 12g	炒山栀 10g	石指甲 60g	

煎服，每日1剂。

加减：肝区疼痛者加广木香、郁金；胃纳差、恶食油腻者加白蔻、麦芽；黄疸消退者去满天星；小便畅利者去滑石、猪苓。

处方二：

茵陈 30g	满天星 30g	水灯心草 30g	车前草 30g
板蓝根 30g	鱼腥草 30g	通花根 30g	石指甲 60g
金钱草 30g			

煎服，日1剂，3服。

加减：肝区疼痛者加泽兰叶、香附；胃纳差者加鸡屎藤；黄疸消退者去满天星；小便清畅者去车前草。

验案举例

案一 郭某，女，36岁，工人。

突然寒热往来，两胁胀满微痛，恶心，饮食少进，身体困重，精神不振，随后巩膜和皮肤黄染，小便赤涩而少，口干不渴，大便灰白，脉象濡滞，舌苔白滑。化验检查：黄疸指数4IU，谷丙转氨酶650IU。西医诊断为急性黄疸型传染性肝炎。中医辨证为湿重于热之黄疸。服"处方一"，3天后低热退，10天内黄疸消，食欲好转，2周内症状消失。再用原方去满天星、车前草，守方服半月，复查肝功能，已恢复正常。

案二 李某，女，8岁，学生。1973年6月初诊。

患者巩膜及皮肤黄染如橘子色，食欲不振，尿色深黄，口干不渴，身体困重，脉象弦濡，舌苔白滑。腹诊：肝于肋下可触及。化验：黄疸指数40IU，谷丙转氨酶550IU。西医诊断为急性黄疸型传染性肝炎。中医辨证为湿重于热之黄疸。经服"处方二"，1周内黄疸消退，4周内症状消失，肝功能恢复正常。

总之，临床所见急性黄疸型传染性肝炎多属湿热发黄，即古人所谓阳黄也。属虚寒发黄的阴黄少见。我认为，茵陈蒿汤不但除黄迅速，而且对消缩肿大之肝脏和缓解肝区疼痛、恢复肝功能，有明显的作用，是治疗急性黄疸型传染性肝炎的有效方剂。根据病情分辨热重湿重，进行加减运用，更可提高疗效。如黄疸症状较重者，重用大黄、茵陈。急性黄疸患者往往伴有身倦脘闷、消化不良等症，此为湿热之邪阻滞气机，与脾胃虚弱、脾虚气弱所致的身倦脘闷显然有别。如误认为后者，滥用温补之品必将影响疗效，延长病程；而用大黄治之，不但倦怠可解，胸闷可除，食欲亦可大增，故治阳黄必用大黄、茵陈也。方中有加用草药的，也以茵陈蒿汤化裁为主。

②无黄疸型传染性肝炎

无黄疸型肝炎与黄疸型肝炎的症状基本相同，仅以无黄疸为别。其症状为胃脘胀痛，食欲不振，恶心，右胁胀痛，有时放射到左胁及后背，心烦善怒，噩梦纷纭，有时失眠，心跳气短，倦怠无力，大便秘结或作水泄，小便色黄，右胁有硬块，按之有压痛，有的轻度发热等。无黄疸型肝炎比黄疸型肝炎症状略轻，往往因无黄疸而被忽略，也常与慢性肝炎相混淆，故须作鉴别。无黄疸型肝炎往往不如黄疸型肝炎治愈迅速，及时治疗也要超过1个半月，如治不及时，往往变为慢性肝炎。

根据我临床所见，可分为肝热郁滞、肝热湿滞、肝热气滞几个类型。急性期多属实证，慢性肝炎多属虚证，兹分别论述如下。

a. 肝热郁滞

临证要点：右胁胀痛灼热，有时放射到左胁及后背，心烦善怒，恶梦纷纭或失眠，大便秘结，小便深黄，口干且苦，舌红苔黄，脉弦数或弦滑。查体：肝脏肿大，有触痛及叩痛。化验：肝功能异常。

治则：清热解毒，舒肝化郁。

处方：四逆散或丹栀逍遥散加减。

处方一：

柴胡 12g	白芍 12g	枳壳 10g	甘草 6g
焦山栀 10g	茵陈 25g	木通 12g	红泽兰 15g
香附 12g	小蓟 30g	车前草 30g	

煎服，每日 1 剂。

加减：大便秘结者加大黄；发热口苦者加黄芩；肝肿大者加郁金、青皮，腹部胀气者加厚朴、佛手。

处方二：

焦山栀 10g	丹皮 10g	柴胡 12g	当归 10g
白芍 12g	茯苓 12g	陈皮 10g	蒲公英 30g
鱼腥草 30g	夏枯草 30g	甘草 6g	

煎服，每日 1 剂。

加减：大便秘结者加大黄；发热口苦者加黄芩；肝肿大者加郁金、青皮；腹部胀气者加厚朴、佛手。

b. 肝热湿滞

临证要点：头晕且重，肢体困重乏力，胸脘痞闷，腹胀且痛，胁满，口干不渴或微渴，有时口苦，恶心呕吐，食欲不振，大便腥臭不畅，小便色赤而短少，脉弦濡数，舌红苔秽腻。查体：肝脏肿大，有触痛及叩击痛。化验：肝功能异常。

治则：清热解毒，除湿利水。

处方一：

    炒山栀 10g   黄芩 10g   茵陈 15g   连翘 12g

    佩兰叶 12g   广藿香 10g   苍术 10g   茯苓 12g

    泽泻 12g   猪苓 10g   槟榔 10g   平地木 30g

煎服，每日 1 剂。

加减：胸脘痞闷甚者加枳壳、白蔻仁；腹胀甚者加厚朴、大腹皮；右胁胀痛者去广藿香，加郁金、广木香。

处方二：

    黄芩 12g   黄连 6g   茵陈 25g   石指甲 60g

    鱼腥草 30g   石菖蒲 15g   水灯心 30g   车前草 30g

    平地木 15g   石韦 15g

煎服，每日 1 剂。

加减：胃纳差者加鸡屎藤；胸满腹胀者加鱼鳅串（马兰，又名路边菊）；右胁胀痛者加青藤香。

说明：此型以湿热为主，是急性无黄疸型肝炎中最常见的一种类型。

c.肝热气滞

临证要点：右胁胀痛，有时左胁亦胀痛，胸闷，脘腹胀满，嗳气或矢气，食欲不振，口干且苦，小便浅黄，大便或秘或溏，脉象弦涩，舌苔薄白。查体：肝能触及，有触痛及叩痛。化验：肝功能异常。

治则：疏肝理气。

处方一：

    柴胡 12g   白芍 12g   枳壳 10g   甘草 3g

    郁金 12g   佛手花 12g   建曲 12g   麦芽 25g

    青皮 10g   陈皮 10g   香附 12g   焦山栀 10g

    木通 12g

煎服，每日 1 剂。

加减：右胁痛者加广木香；胃纳差者加炒草果仁；小便深黄者加茯苓、泽泻；大腹胀气者加厚朴、大腹皮；口苦者加黄芩。

处方二：

　　　　鱼腥草 30g　　　通花根 30g　　　鱼鳅串 30g　　　鸡屎藤 30g

　　　　车前草 30g　　　泽兰叶 15g　　　香附 12g　　　　龙胆草 10g

煎服，每日 1 剂。

加减：肝区痛者加青藤香；口苦者加黄芩；小便深黄者加水灯心；腹胀气者加苏梗。

说明：此型中医俗称"肝胃不和"。

以上各方均可连续服至症状消失、肝功能恢复正常后停药。

③重型（暴发型）肝炎

重型肝炎又称暴发型肝炎，与中医"急黄"的症状相符。《外台秘要》说："因热毒所加，故卒然发黄，胸满气喘，命在顷刻，故曰急黄。"

临证要点：病势迅猛，黄疸进行性加深，高热，烦躁，神昏谵语，或有痉厥，容易出血，或身发斑疹，腹部胀满，或有腹水，舌绛苔黄燥，脉象弦数。查体：初期肝脏肿大，然后迅速出现肝脏萎缩。化验：肝功能异常，黄疸指数和谷丙转氨酶极高。预后多属不良，死亡率高。应速送传染病医院，采用中西医结合进行抢救。

治则：清热解毒。

处方：

　　　　黄连 6g　　　　黄芩 12g　　　　山栀 12g　　　　茵陈 30g

　　　　满天星 30g　　　板蓝根 30g　　　郁金 12g　　　　大黄 6g

　　　　蒲公英 30g　　　滑石 20g　　　　木通 12g　　　　车前草 30g

加减：见斑疹者酌加生地、赤芍、玄参、丹皮。便血者加地榆、侧柏叶；见神昏谵语者加建菖蒲少许，并化服安宫牛黄丸 1 粒；神昏不语者可化服至宝丹 1 粒；抽搐者加钩藤、石决明，或增用羚羊角粉（冲服）0.6～0.9g；腹水尿少者去板蓝根、山栀，加大腹皮、茯苓、车前草，另冲服沉香粉、蟋蟀粉各 1.5g；津液耗伤，舌光红者加北沙参、麦冬、石斛。

此病危重急迫，可内外兼治。夏季可用鲜荷叶煎汤加蜂蜜作饮料；无鲜荷叶时，可用鲜白茅根煎水作饮料，或用鲜梨汁、鲜广柑汁等作饮料亦佳。外用敷肝膏，处方：生栀子 60g，滑石 60g，研为细末，用菜油或蜂蜜调和，贴在肝区部位 8 ~ 12 小时，外用油纸、纱布包扎，每日敷 1 次，以 20 天为一疗程。

2）慢性肝炎

慢性肝炎为临床常见病，由急性肝炎失治，或治不彻底，以致湿热逗留，气滞血瘀，肝脾两伤，酿成慢性。如果急性期病情迁延不愈，超过 6 个月至 1 年以上者，则转为慢性肝炎。一般症状是上腹部或胸胁胀痛，全身不适，倦怠乏力，食欲不振，恶食油腻，恶心呕吐，小便色浅黄或深黄，大便溏泄或秘结，或睡眠欠佳，头目眩晕，或头痛等。以右胁痛、腹胀气、倦怠乏力、肝脏肿大为其特征。或脾脏亦肿大，肝区叩痛或触痛，少数人出现黄疸。中医认为，必须根据临床脉症，运用四诊八纲，分清寒热虚实，辨证施治。现将慢性肝炎各型证治分述如下。

①湿热逗留

临证要点：头昏且重，四肢困重，胸脘痞闷，腹部作胀，右胁胀痛，口干不渴或微渴，或口苦，小便赤少，大便腥臭不畅，倦怠乏力，个别巩膜和皮肤黄染，舌质偏红，舌苔白垢腻或黄腻，脉濡滞或弦濡。查体：肝脏肿大，有触痛或叩击痛。化验：肝功能异常。

治则：清热除湿，舒肝益气。

处方：

焦山栀 10g	茵陈 15g	茯苓 15g	泽泻 12g
广藿香 12g	薏苡仁 30g	冬瓜仁 30g	白蔻仁 6g
陈皮 10g	焦白术 10g	黄芪 15g	太子参 15g

加减：大便稀溏者去山栀、白术，加黄连、苍术；口苦者加黄芩、枳壳，腹胀气者加大腹皮、厚朴；小便深黄者加滑石、木通；胃纳差者加建曲、麦芽。

验案举例

谭某，男，50 岁，军人。

患者 10 余年来一直食欲不振，身体消瘦。1955 年开始感到肝区疼痛，肝功能：脑磷脂浊度 20IU，麝香草酚絮状反应（+++），脑磷脂絮状反应（+++），高田反应（+++），马尿酸口服 4 小时排出量为 4.22g。以后多次化验结果均异常。1959 年求治于余。当时肝脾均能触及，肝区疼痛，手足心热，额上出汗，心烦脘闷，恶心，口干苦，肢体困重，倦怠乏力，食欲不振，大便不畅，小便深黄，舌苔白腻，脉象弦濡。西医诊断为慢性肝炎。中医辨证为湿热逗留，肝郁脾虚之候。选用三仁汤、大橘皮汤化裁，以除湿热，兼用疏肝益气之药。如薏苡仁、白蔻仁、通草、茯苓、泽泻、猪苓、滑石、栀子、黄连、黄芩、苍术、茵陈、广木香、橘皮、槟榔、黄芪、太子参等，根据病情随证加减。经治年余，症状基本消失，肝功能基本正常。

说明：临床上以本型最为多见。乃是湿热逗留，中气受伤，肝郁滞脾，致成邪实正虚之候。

②肝郁气虚

临证要点：胁肋胀痛，口干且苦，倦怠无力，短气，腹胀纳差，小便色黄，舌红苔薄白，左脉弦，右脉弱。以肢体疲劳、倦怠乏力较为突出。

治则：疏肝清热，补中益气。

处方：

柴胡 10g	白芍 10g	黄芩 10g	郁金 12g
香附 12g	黄芪 15g	党参 15g	白术 10g
茯苓 12g	泽泻 10g	陈皮 10g	麦芽 25g

加减：肝郁化火，心烦易怒，或衄血，恶梦纷纭者去郁金、香附，加山栀、丹皮；气滞血瘀，肝区刺痛，舌质发紫者去陈皮、麦芽，加泽兰叶、地榆；火郁伤阴，舌红口干，齿衄者去党参、柴胡、郁金、香附，酌加太子参、麦冬、女贞子、生地、石斛、枸杞等。

验案举例

陈某，男，48 岁，干部。

1966 年患急性黄疸型传染性肝炎，经治迁延不愈而成慢性肝炎。几年来一直肝区隐痛，腹胀纳差，短气，倦怠无力，小便淡黄，脉象弦缓，舌苔薄白。查体：肝在肋缘下 2cm。化验：麝浊 14IU，锌浊 20IU，谷丙转氨酶正常。中医辨为肝郁气虚证。

治则：舒肝益气。

处方：

柴胡 10g	白芍 10g	郁金 12g	香附 12g
黄芪 30g	党参 25g	茯苓 12g	麦芽 30g

　　　　建神曲 12g　　　　橘皮 15g

连服 2 个月，症状消失，肝功能恢复正常。此后，早服补中益气丸 6g，晚服香砂六君子丸 6g，以巩固疗效。

说明：此型由于肝郁日久，壮火食气，以致中气不足。

③肝脾两虚

临证要点：肢体疲劳，倦怠无力，胁肋胀痛，或肝区胀痛不显，腹胀纳差，或睡眠欠佳，大便溏泄，小便色浅黄或清畅，左脉弦缓，右脉微细，舌苔薄白而滑或白腻。查体：肝能触及，中等硬度，往往脾脏肿大。化验：多数患者肝功能异常。

治则：气血两补，养肝实脾。

处方：补中益气汤、归脾汤化裁。

　　　　黄芪 30g　　　　党参 15g　　　　当归 10g　　　　炒白术 12g
　　　　广木香 10g　　　茯苓 12g　　　　柴胡 10g　　　　升麻 6g
　　　　炒草果仁 10g

加减：大便溏泻者去当归、白术，加苍术、广藿香；胃纳差者加鸡内金、麦芽、建神曲、山楂炭；睡眠不好者去柴胡、升麻，加酸枣仁、炒远志、夜交藤；肝区不疼者去广木香、柴胡；阴虚见口干、舌红、齿衄者去草果仁、柴胡、升麻，酌加麦冬、生地、枸杞、玉竹等；腹胀者去白术，加大腹皮、侧耳根、鱼鳅串；小便色黄者加泽泻、冬瓜仁；舌苔白腻者加茵陈。

验案举例

刘某，女，38 岁，医生。

患者自诉，10 多年来一直肝区隐痛，腹胀胃纳差，大便偏溏，肢体倦怠无力。1963 年求治于余。查：舌苔薄白，左脉弦缓，右脉微细，肝在肋下 3cm，有叩击痛，脾肋下 2cm。化验：麝浊 20IU，锌浊 22IU，高田反应（++）。西医诊断为慢性肝炎。中医辨证为中气不足，肝脾两虚证。

治则：补中益气，养肝实脾。

处方：

　　　　黄芪 30g　　　　党参 25g　　　　当归 10g　　　　苍术 12g
　　　　茯苓 15g　　　　广木香 10g　　　广藿香 12g　　　炒草果仁 10g

砂仁 6g　　　　　大腹皮 10g

守方连续服 3 个月，随证略有加减。症状大减，自觉精神好转，饮食倍增，唯感有时肝区不适，稍多用力则有疲乏之感。肝功能基本正常。后改用丸剂，早服补中益气丸 6g，晚服香砂六君子丸 6g，以保养肝脾。又连续服药 2 月余，复查肝功能恢复正常，症状基本消失。

说明：本型多见于慢性肝炎后期，乃因慢性肝炎久治不愈，肝郁传脾，以致肝脾两虚。汉·张仲景说："治肝之病，当先实脾，肝虚则用此法。"这是经验之谈。

附：关于慢性肝炎的几点说明

以上 3 型为临床所常见，但不能概括无遗。如火郁伤阴，出现舌红、口干、心嘈、齿衄等症，治宜疏肝和络，方选一贯煎之类化裁；如见气滞血瘀，出现舌质紫黯或瘀斑、肝区刺痛等症，治宜行气活血，方选柴胡疏肝饮之类化裁。由此可见，根据其脉症表现，有虚实之不同，治法有疏清补消之异。

凡病程较短者，治疗较易，治愈时间也较短；反之，病程较长，正气受损，治疗较难，治愈时间也较长。故医生与病人都必须耐心治疗和调养，才能获得满意效果。

凡脉象属实者，病程多较短，病人体质多强壮，正气未衰，故恢复较易，预后佳良。凡脉象属虚者，病程多较长，病情较重，病人体质多弱，故疗程较长。

辨别虚实，是辨证施治的关键，也是辨别治疗难易的关键。实证者，一般病程较短，心中烦热，脘腹胀满，有时发热，右胁疼痛、拒按，大便秘结，小便赤少，恶梦纷纭，舌苔黄腻，脉弦实或弦数有力。虚证者，一般病程较长，身体衰弱，倦怠无力，消化不良，心悸气短，胁肋隐痛，大便溏泄，小便清长，舌苔薄白或白滑，脉弦细无力或弦而虚数。

3）肝硬化

肝硬化属于中医的"癥""鼓胀"范畴。少数慢性肝炎可转为肝硬化，个别肝硬化进一步可发展为肝癌。为难治之病，死亡率很高。

肝硬化早期有上腹部疼痛、食欲减退、恶心、腹胀腹泻、神疲乏力等症；晚期多见形体消瘦，面色黧黑，或出现黄疸，头、颈、胸部可现蜘蛛痣，肝掌，腹部膨大，足肿，鼻衄，倦怠无力，小便赤少，大便溏泻，食欲不振等症。体检时可发现肝脏肿大，质地较硬，或脾脏亦肿大，或肝脏反而缩小，脾脏明显肿大，伴有食道静脉曲张。肝功能检查异常。

肝硬化分门静脉性肝硬化、坏死性肝硬化、血吸虫病肝硬化及胆汁淤积性肝硬化等几种。我所论述的是由肝炎发展而成的门静脉性肝硬化。中医认为肝硬化是由于湿热久郁，肝脾两伤，气血不足，水湿内停，气、血、水互相搏结，形成积聚、鼓胀，因郁热耗伤肝肾之阴，湿邪损伤脾肾之阳，所以常见本虚标实相互夹杂之证候。

肝硬化的治疗是根据病人的体质、临床脉症，运用四诊八纲辨证施治。历代医家根据临床症状，按阴、阳、虚、实来决定治法。如鼓胀有腹水，古人分阴水和阳水；以症状论，见口干苦、小便黄赤而少者为阳，口不干苦、下肢发凉、小便清长、大便溏稀者为阴；以脉诊论，见数大有力为阳，沉迟兼弱为阴。阳水用八正散、胃苓汤化裁，以清热利尿、健脾消胀；阴水用济生肾气丸加减，寒得热药的温化则消散。如腹水量多，腹大如鼓，胀满不堪，小便点滴而下者，宜先用舟车丸泻之，即"急则治其标"之意，应当注意"衰其大半而止"，绝对不可泻之太过。当腹水去其大半后，宜用香砂六君子汤、胃苓汤之类，以健脾温中、疏肝理气。如肝硬化早期，症见两胁胀痛、消化不良、口干苦、头眩晕、小便黄或鼻衄齿衄等症，可用丹栀逍遥散清热开郁、疏肝健脾。如诸症好转，脾虚气弱时，可用六君子汤调理。如倦怠无力较甚，可用补中益气汤加减治之。如倦怠无力、失眠较为突出者，可用归脾汤加减疗之。如出现上消化道出血或肝昏迷（肝硬化晚期），必须中西医结合治疗，千万不可疏忽。

方药及其加减法：

①丹栀逍遥散加减法

　　丹皮 10g　　　　栀子 10g　　　　当归 12g　　　　白芍 12g

　　柴胡 10g　　　　茯苓 15g　　　　白术 10g　　　　薄荷 6g

　　甘草 6g

胁肋痛者加郁金、姜黄、泽兰、香附、延胡索、广木香之类。

脘胀甚者加佛手花、大腹皮之类。

黄疸者加茵陈、满天星之类。

②八正散加减法

茯苓 30g	萹蓄 15g	瞿麦 15g	车前子 12g
滑石 15g	木通 12g	栀子 10g	酒大黄 6g
泽泻 12g	白术 10g	猪苓 10g	甘草 6g

大便溏泻者去酒大黄。

黄疸者加茵陈、满天星。

胁肋痛者加郁金、泽兰、香附、鱼腥草之类。

胃纳差者加麦芽、砂仁。

③胃苓汤加减法

| 苍术 12g | 茯苓 15g | 厚朴 12g | 陈皮 12g |
| 猪苓 10g | 泽泻 12g | 甘草 6g | |

胁肋痛者加广木香、郁金。

脘胀纳少者加砂仁、大腹皮。

④济生肾气丸加减

熟地黄 25g	茯苓 25g	山萸肉 12g	山药 15g
丹皮 10g	车前子 12g	泽泻 12g	牛膝 10g
制附片（先煎 1 小时）12g		肉桂 6g	

胁肋胀痛者加泽兰、香附。

脘胀纳少者加砂仁、白蔻仁。

倦怠无力者加黄芪、党参。

下肢浮肿者加防己、冬瓜仁。

⑤六君子汤加减法

| 党参 15g | 茯苓 12g | 白术 10g | 陈皮 10g |
| 法半夏 10g | 甘草 6g | | |

胁肋胀痛者加广木香、郁金。

脘胀纳差者加砂仁、麦芽。

下肢浮肿者加防己、冬瓜仁、薏苡仁。

⑥舟车丸

| 牵牛花（炒）60g | 酒大黄 15g | 甘遂（面裹煨）15g |

　　　大戟（面裹煨）15g　　　芫花（醋炒）15g　　　青皮（炒）15g

　　　橘红 15g　　　　　　　广木香 15g　　　　　　槟榔 6g

　　　轻粉 15g　　　　　　　巴豆米 1.5g

制法：共研细末，水泛为丸，如椒目大。

用法：每服 1.5g，蜜水送下，泻 3～4 次。最多服 2 次，即改方治本。

⑦补中益气汤加减法

　　　黄芪 30g　　　党参 25g　　　当归 10g　　　白术 10g

　　　柴胡 6g　　　　升麻 3g　　　陈皮 10g　　　甘草 3g

胁肋痛者加广木香、郁金。

脘痛纳少者加砂仁、麦芽。

小便色黄量少者加茯苓、泽泻。

⑧归脾汤加减法

　　　黄芪 30g　　　党参 25g　　　当归 10g　　　白术 10g

　　　龙眼肉 12g　　广木香 10g　　茯苓 15g　　　酸枣仁 12g

　　　炒远志 6g　　　炙甘草 6g

胁肋痛者加郁金、延胡索。

脘胀纳差者去龙眼肉，加砂仁、麦芽。

下肢浮肿者加冬瓜仁、薏苡仁、防己。

　　以上方药为治疗肝硬化所常用，虽能收到一定的效果，但不能令人满意。肝硬化患者，一般身体衰弱，为本虚标实之候，不扶正祛邪，就会犯虚虚之戒，造成不良后果。余以为治疗本病要慎重考虑两点。其一，用峻泻逐水药如大戟、甘遂、芫花之类，必须慎重使用，以免逐水而伤正。余曾用这类药治疗效果不好，而改用补气益血扶正的药和香臭去积、甘平导水除邪之品，收到满意效果。其二，祛瘀攻破药如红花、桃仁、三棱、莪术、水蛭、虻虫、䗪虫等，亦须慎用，以免大伤正气、耗伤津血（晚期肝硬化患者用祛瘀药往往疗效不佳）。总之，治疗肝硬化必须扶正为主、除邪为辅。

验案举例

案一　白某，男，46 岁，工人。

1960 年患过急性黄疸型传染性肝炎。几年来经常肝区隐痛，腹部胀气，肝功能检查异常。1968 年因病情有所发展，而求治于余。自诉肝区刺痛，脘腹胀气，倦怠无力，食欲不振，尿少色黄，大便先硬后溏，舌质偏红，苔白腻罩黄，左脉弦细数，右脉微弱无力。体检：巩膜皮肤黄染，肝在肋缘下 2cm，剑突下 4cm，质硬，脾在肋下 3cm。化验：黄疸指数 40IU，麝浊 18IU，白蛋白 3.04g，球蛋白 5.60g。西医诊断为肝硬化。中医辨证为肝郁脾虚，中气不足，湿热滞于中焦，乃正虚邪实之候。

治则：疏肝健脾，补中益气，清热除湿利水。

处方：

鱼腥草 30g	马兰 30g	炒小茴 10g	白术 10g
黄芪 15g	党参 15g	当归 10g	石菖蒲 12g
茵陈 15g	木通 12g	泽泻 12g	

上方连服 20 剂，药后病情稍有好转，疲乏之感减轻，胃纳稍增，脘腹胀满略好，唯肝区刺痛未减，皮肤巩膜之黄未退，口仍干苦，牙龈衄血，小便仍量少色黄，脉苔如故。辨为正气尚强，肝郁脾虚，胆热液泄，仍属湿热发黄之证。

治则：疏肝利胆，除湿利尿。

处方：

柴胡 12g	白芍 12g	枳壳 10g	甘草 10g
黄芩 10g	太子参 25g	茵陈 30g	木通 12g
白茅根 30g	焦山栀 10g	车前草 30g	

上方连服 13 剂，药后肝区疼痛减轻，口已不干苦，唯黄疸未退，小便仍黄少，大便仍稀溏，牙龈仍衄血。辨为湿热阳黄，乃久病瘀滞，故黄不易退，再参前法改方。

处方：

茵陈 30g	满天星 30g	焦山栀 30g	苍术 30g
茯苓 12g	泽泻 12g	木通 12g	石菖蒲 10g
水灯心 25g			

上方连服 45 剂，有时根据病情，选加滑石、炒草果仁、蒲公英、鸡血藤、焦三仙、佛手等药。药后黄疸渐退，尿色浅黄而畅利，食欲较好，脘腹胀满减轻，舌苔薄白而润，脉弦细无力。唯肝脾区仍感不舒适，牙龈衄血未止，自觉疲

乏短气。此久病正虚邪实，宜扶正除邪，再参考第一次处方化裁。

处方：

党参 25g	黄芪 25g	焦白术 10g	当归 10g
鱼腥草 30g	马兰 30g	木通 12g	泽泻 12g
茵陈 15g	泽兰 12g	香附 12g	仙鹤草 30g
鸡血藤 30g			

上方连服 50 剂后，精神转佳，饮食大增，肝区疼痛大减，腹胀亦减，舌苔薄白，脉缓弱，肝功化验基本正常，已恢复半日工作。为了巩固疗效，早服补中益气丸 6g，晚服香砂六君子丸 6g，以保肝健脾、培补气血。

按语： 本案为早期肝硬化，病程虽长，但正气尚未过度损伤，为肝郁脾虚、胆热液泄之候，属湿热发黄。治疗原则，初宜除邪为主，固正为辅；待肝郁解、湿热除，再用补中益气、香砂六君，疏肝健脾、培补气血、扶正固本。

案二 曲某，男，47 岁，干部。

患者于 1960 年 3 月入北京医学院附属医院住院，经检查食道静脉曲张，肝功能异常，确诊为肝硬化伴食道静脉曲张。1960 年 6 月求余诊治。患者自述 10 多年来常泛酸、嗳气、上腹胀痛、肝区隐痛，现精神疲乏，面色略赤，四肢困倦，胃纳不佳，食量极少，每餐进食不足一两，入眠艰难，恶梦纷纭，常忧郁寡欢，经常鼻出血、齿出血，曾在北医附院住院期间呕血 2 次，大便溏泄，小便色黄。体检：腹壁青筋暴怒，肝于肋下能触及，中等硬度，脾肋下 3cm，舌质红苔白滑，脉弦缓。此为肝病已久，肝郁克脾，致脾失健运，子病及母，肾亦受损。辨为肝脏郁热，脾肾两虚之候。治宜"肝虚实脾""劳者温之"，以舒肝清热、健脾温肾为大法。今患者肝硬化伴有食道静脉曲张，且呕血 2 次，病情较为严重，并有嗳气吞酸、肝区疼痛、胃纳不佳等症。故疏肝郁、清积热、健运中焦、增进食欲为当务之急，温补之剂暂宜缓用。

处方：

吴茱萸 1.5g	黄连 3g	京半夏 10g	丹参 12g
南沙参 12g	建曲 12g	鸡内金 12g	苍术 6g
炒川楝 10g	陈皮 10g	广藿香 10g	

上方连服 5 剂后，嗳气吞酸均减，胃纳略有好转，唯睡眠仍欠佳，精神仍感

疲乏。因其食道静脉曲张，虑其再度出血，故予益气活血之法（因气为血之帅）。

处方：

黄芪 12g	党参 10g	白术 10g	茯苓 12g
陈皮 6g	炒酸枣仁 15g	川芎 6g	当归 10g
白芍 10g	乌贼骨 12g	茜草 10g	甘草 3g

上方连服 10 剂后，嗳气吞酸大减，胃部较适，睡眠略有好转，舌质偏红左关脉弦而有力。故知肝脏尚有郁热，拟散剂以疏肝清热，汤剂以活血养肝、培补脾肾。

散剂：

人工牛黄粉 0.15g	熊胆 0.3g	枯白矾 0.15g

共研细末，装入胶囊内，每晚 1 次，温开水冲服。

汤剂：

黄芪 12g	党参 10g	白术 10g	茯苓 12g
当归 10g	川芎 6g	白芍 10g	炒酸枣仁 15g
陈皮 10g	乌贼骨 15g	益智仁 10g	

散剂、汤剂各连服 10 天后，郁热已减，肝区微痛，精神好转，唯睡眠欠佳。治宜扶正为主，佐以安神之剂，仍散剂和汤剂并用。

散剂：

琥珀 0.6g	合欢花 0.9g

共为细末，晚睡前 1 次冲服。

汤剂：

干地黄 10g	肉桂 3g	黄芪 20g	党参 12g
白术 10g	茯苓 12g	京半夏 10g	生牡蛎 15g
当归 10g	白芍 10g		

散剂、汤剂各连服 14 天后，睡眠好转，稍嗳气吞酸，胃纳大增，每餐进食二两许，肝区疼痛不显，小便浅黄，大便较成形，病势日有起色，精神转佳。治宜柔肝益气、健脾补肾为主，舒肝清热为辅。汤剂用补中益气汤加减。

汤剂：

黄芪 25g	党参 15g	当归 10g	焦白术 10g

升麻 3g	柴胡 6g	陈皮 10g	甘草 6g
熟地黄 12g	肉桂 3g	麦冬 12g	枸杞子 12g
菟丝饼 10g	茯苓 12g	砂仁 6g	

丸剂：

五灵脂 30g	蒲黄 15g	黄连 10g	木通 30g
焦山栀 15g	诃子 25g	青皮 15g	陈皮 15g
当归 15g	白芍 15g	姜黄 15g	郁金 25g
广木香 15g	红花 15g		

共研为细末，水泛为丸，如绿豆大。

汤剂每服 2 剂，停药 1 天。丸剂每日早晚各服 1.5g，开水送下。晚睡前仍服琥珀粉 0.6g，合欢花粉 0.9g，以照顾睡眠。

上方药连服 3 月余，肝区疼痛、疲劳、吞酸、嗳气诸症消失，眠食均好。经北京医院检查：食道静脉曲张不明显，肝功能恢复正常。再嘱患者早服补中益气丸 6g，晚服麦味地黄丸 6g，以巩固疗效。经服丸药 4 个月，恢复较好，已上班工作。

按语： 此例肝硬化，我认为系长期过度疲劳、饮食不节，或情志不舒为其内因，天行时邪为其外因。肝脏受邪，没有及时治愈，迁延日久，伤及脾肾二脏，以致出现面赤、肝区疼痛、倦怠乏力、腹胀、大便溏泻、尿黄、舌质红苔白滑、脉弦缓等肝郁传脾，中气不足，脾肾两虚之证。治宜疏肝清热、健脾益肾。疏肝清热以祛邪，健脾益肾以扶正。因肝病经久不愈，必成正虚邪实之候，故应健脾益肾。肝病往往多见恶食油腻之物、食欲不振、腹部胀气、大便或秘或溏等消化不良之症状，所以及时健运脾胃，增进食欲，也是治疗中的一个重要方面。

案三 柴某，男，54 岁，教师。

患肝硬化腹水，于 1969 年 3 月求余用中药治疗。当时患者身体消瘦，神倦，两胁疼痛，大腹鼓胀绷急，伴有腹壁静脉怒张，明显腹水，气息稍促，食少，得食则胀甚，小便赤少，大便溏稀，面、颈部各有蜘蛛痣一处，经常齿衄，下肢浮肿，肝脾未能触及，舌淡苔白腻，脉弦细而数。化验：锌浊 24IU，麝浊 20IU，高田反应（++++），谷丙转氨酶 250IU，白蛋白 2.80g，球蛋白 4.20g。患者自诉于 1960 年患急性传染性肝炎，从 1968 年起，出现下肢浮肿、腹水、腹壁静脉怒张。西医诊断为肝硬化腹水。余认为久患肝病，正气受损，肝郁脾虚，气血两亏，气、血、水互相搏结，致成鼓胀也。证属大虚大实。按急则治其标，若用舟车丸、十枣汤之类峻泻逐水剂不但不能取效，反而会加重病情。

治则：香臭去积，甘平导水。

处方：

马兰 30g	鱼腥草 30g	茵陈 15g	广木香 10g
佛手片 12g	炒小茴 12g	通花根 30g	水灯心 30g
石菖蒲 20g	茯苓 20g	猪苓 12g	泽泻 25g

上方连服 30 余剂，初服 20 剂左右，尿量增多，腹胀和腹水有所减轻，胸脘疏畅，胃纳好转，每餐能进食一两，仍大便溏稀，两胁疼痛，倦怠无力等症未减，脉苔如前。再服 10 余剂，进步不大，更觉肢体软弱无力。药虽平和，因正气已伤，气血两虚，正不胜邪，无力行水，愈利愈衰，故参照前方加入补益气血之品。

处方：

黄芪 30g	党参 25g	当归 10g	焦白术 12g
马兰 30g	鱼腥草 30g	通花根 30g	茵陈 15g
水灯心 30g	石菖蒲 20g	广木香 10g	茯苓 20g
泽泻 25g			

上方随证加减连续服用 1 年左右，小便逐渐畅利，尿色由深黄转为浅黄，腹水基本消失，肝肋下 2cm。质硬，脾肋下 4cm，两胁仍感疼痛，胃纳差，大便稀溏，舌苔薄白，脉弦细弱。其加减法：胃纳差加炒草果仁、白蔻仁、麦芽；大便溏稀去白术，加苍术、广藿香、肉桂；肝脾疼痛用阿魏化痞膏外贴痛处，贴 3 ~ 5 天，休息 3 ~ 5 天，再贴，休息期间用吴茱萸、川乌、草乌各等分，研末和盐炒热，外熨肝脾痛处。

经上述内外治疗后，胃纳渐增，由每餐不及一两，增至每日能食六两，大便逐渐成形，两胁疼痛基本消失，肝未能触及，脾肋下 1cm，肝功化验正常。后用补中益气丸和香砂六君子丸调理 3 个月左右，有时兼服上方化裁之汤药，以保肝健脾，巩固疗效。

按语：本病案肝病日久，正气大损，第一次处方根据急则治其标的法则，采用理气行水的药物，虽有一定疗效，但不能令人满意。第二次处方以扶正为主、理气行水为辅，疗效颇好，达到了腹水逐渐消失、肝功能基本恢复正常的目的。

4）几点体会

肝为风木之脏，体阴而用阳，性喜条达，病则肝气横逆，易生郁热之变。尽管在临床治疗上，有的宜宣湿化浊，有的宜祛瘀活血，有的宜补益气血，有的宜肝脾同治。方法有异，用药不同，都必须根据脉症辨证施治，才能收到较为满意的效果。但就肝的本脏来说，偏郁热者为多，治宜疏肝清热。

张仲景指出："见肝之病，知肝传脾，当先实脾，肝虚则用此法。"肝虚即指肝病较久，肝郁克脾，气阴两虚之证也。一般说来，脾是指整个消化系统，所谓"脾主运化"也。肝病往往引起消化不良，特别是恶食油腻、食欲不振、脘腹胀气、大便或秘或溏等症。所以健运脾胃，恢复消化能力，增进食欲，是治疗肝炎和肝硬化必须注意的问题。但只健运脾胃是不行的，肝病日久不愈，必有郁热和湿邪，由于郁热可以耗伤肝肾之阴，湿邪又易损伤脾肾之阳，故为正虚邪实之候。必须采用扶正除邪之法，健运脾胃是扶正，疏肝清热是除邪；扶正还必须注意到先后天的关系，脾为后天之本，肾为先天之本，先天乃生命之源，所以治疗必须兼顾脾肾，才能收到最好的效果。若见舌红、口干、心嘈、齿衄、小便赤少、脉弦细而数等阴虚之症，可用养阴利水之法；若见神倦、食少、腹胀但按之不坚、下肢或有水肿、小便清长、大便溏而不爽且次数多量少、怕冷、面色萎黄或苍白、舌质淡或嫩红、苔薄白滑、脉沉细弱等阳虚之症，可用温阳行水之法；若见阳痿、遗精、多梦失眠等神衰之症，可用补肾安神之法等。因此，在治疗上要辨证施治。如治疗急性肝炎重点是清热解毒，以祛邪为主；治疗慢性肝炎既要除邪，又要扶正，也可以说以除邪为主、扶正为辅；治疗肝硬化必须以扶正为主、祛邪为辅。如果只用红花、桃仁、三棱、莪术、水蛭、虻虫等祛瘀破血药和甘遂、大戟、芫花、商陆等峻泻逐水药，也可能暂时取效，但用后正气愈损，后果不堪设想。

要善于辨别病人体质之属寒、属热、属虚、属实，这对立法用药很重要。我在治疗肝炎和肝硬化的病例中，有年近七旬而体质偏热的，投以疏肝清热之剂，疗效亦甚佳；有的虽是青年人，而体质偏寒，则用辛温之剂，亦屡投屡效；有的须大补气血，有的须升清降浊，有偏于湿者（又有湿热和寒湿之分），有痰饮偏盛者，有瘀血久留者，有上热下寒或上实下虚者，不一而足。为医者必须注意兼杂之证，细心研究，辨证施治。

凡患肝病之人，往往容易忧郁善怒，情绪紧张，顾虑重重。故为医者必须解除患者的顾虑，才能取得较好的疗效。也就是说，当医生的不只是用药治病，还要做思想工作，从病人整体考虑，照顾全面，使患者解除顾虑，精神愉悦，与医生配合得好，安心治疗，这对疾病的康复有很大影响。

（8）血淋

小便中混有血液，或伴有血丝血块夹杂而下，小便时无疼痛者为尿血，其病之本多在脏也。若小便频数，欲出未尽，小腹拘急，痛及腹中，尿道不利，尿中夹血丝血条甚或紫红色血从尿道流出，且滴沥短涩刺痛者，谓之血淋。

淋证有五，曰"石淋、气淋、劳淋、膏淋、血淋"，合称五淋。淋证的发生，隋·巢元方认为系肾虚而膀胱热所致。如《诸病源候论》："诸淋者，由肾虚而膀胱热故也……肾虚则小便数，膀胱热则水下涩，数而且涩，则淋沥不宣，故谓之为淋。"血淋乃五淋之一，今之"急性尿路感染"者，多有尿频、尿急、尿痛之症状，可按中医之淋证论治，其极严重者，多有尿痛、尿血之症状，似亦可按血淋论治。

龚老临证时用柴苓汤（小柴胡汤和五苓散合方）化裁治血淋，每能取得较好疗效，特予介绍之。

临证要点：突然寒热往来，头昏目眩，口苦胸闷，干呕，不思食，腰部酸胀，小腹拘急，小便频数短涩，尿时尿道疼痛，甚者尿道痛如刀割，尿血。舌质红苔白滑，脉弦数。

辨证思路：邪犯少阳，三焦疏化失利，或气郁化火，或心、肝之火下移膀胱，或阴虚火旺等因素，皆可导致肾气受损，湿热邪毒蕴蓄于膀胱，膀胱气化不利，发为淋证，若湿热极甚，则伤损膀胱血络，血溢于尿液之中，或纯血尿而下，发为血淋。正如《诸病源候论》"血淋是热淋之甚者，则尿血，谓之血淋"也。

治则：和解少阳，疏化三焦，清热除湿，利尿止血。

处方：

| 柴胡 24g | 黄芩 12g | 法半夏 9g | 茯苓 12g |
| 猪苓 12g | 泽泻 30g | 车前草 30g | 忍冬藤 30g |

白茅根 30g　　　　滑石 24g　　　　　甘草 3g

验案举例

焦某，女，41 岁，本院化验员。1967 年 2 月 19 日初诊，住院号 21034。

患者于昨天下午 2 时洗澡洗衣后，至 6 时许，突然恶寒发热，尿频、尿急、尿痛，约 10 分钟解尿 1 次，肉眼可见尿液中有血丝血条，甚则纯紫红色血尿，少腹坠胀，排尿时有中断现象，无明显腰痛，于今晨来院就诊。查：体温 37.9℃，白细胞 $9.36×10^9$/L，中性粒细胞 82%；尿色红、混浊，蛋白（+），红细胞（+++）。以急性尿路感染收入住院。入院后查体温 38.2℃，脉搏 96 次 / 分，呼吸 24 次 / 分，血压 118/78mmHg。自述恶寒发热，无汗，心烦口苦，干呕，不思食，今晨呕吐少许苦水 1 次，小腹坠胀，尿频（约半小时解 1 次）、尿急、尿痛（尿尾痛如刀割）、尿血。查：形胖，舌质淡苔白腻，脉弦数。

肥胖之人素有湿，兼之洗澡后发病突然，且有寒热外证，六淫之邪入犯人体，引动内之湿热而发为血淋。其病当以肾虚为本，外证与膀胱湿热作淋为标。

治则：先治其标，后培其本。

处方：

柴胡 30g　　　黄芩 12g　　　法半夏 10g　　　猪苓 12g
茯苓 12g　　　泽泻 15g　　　滑石 25g　　　　甘草 3g
忍冬藤 30g　　车前草 30g　　白茅根 30g　　　黄连 3g
黄柏 12g

急煎，日 2 剂，日夜分 6 次服。

第三日，体温 36.8℃，尿道症状已减，食欲尚欠佳，上方去黄连、黄柏，加泡参 25g，炒二芽各 12g，以复胃气增进食欲。住院 1 星期，精神振，食欲增，尿道症状完全消失，白细胞计数及分类、尿常规均属正常。改用知柏地黄汤服 5 日出院。

出院时带知柏地黄丸、补中益气丸各 2 瓶，嘱其每天早服补中益气丸 9g，晚服知柏地黄丸 9g。随访 1 年，未复发。

按语： 盖淋者"肾虚而膀胱热"故也。肾与膀胱互为表里，俱主水，水入小肠与胞行于阴为溲便也，"肾虚则小便数，膀胱热则水下涩，数而且涩则淋漓不宣"也。该病员尿急、尿频、尿痛、尿血，其痛明显，可知系"热淋之甚者，血淋之证"也。本方系仲景之小柴胡汤（疏利气机，和解少阳）与五苓散（健脾除湿，化气行水）合方加减而成。方用柴胡苦平，疏理气机，解散入犯少阳与三焦之邪热，配黄芩以清泄郁热；法半夏降逆止呕（无呕吐者可去之），甘草清热和中，使邪从皮肤毛窍散之于外；用茯苓、猪苓、泽泻化气除湿利水，更配车前草甘寒以助渗湿泄热、通利小便之功；忍冬藤清热泻火解毒，茅根凉血利尿止血；配滑石、甘草，即六一散之意，取滑石味淡性寒、质重而滑之功，淡能渗湿，寒能清热泻火，重能下降，滑能利下窍，甘草清热和中，调和诸药。全方合奏和解少阳、疏利三焦、除湿清热、利尿止血之功。

2. 妇科医案

女性患者外感内伤，其治法与男子是没有什么区别的。唯妇女经、带、胎、产，则为男子所没有。所以诊治女性患者，第一，要注意调经，月经时要禁吃生冷饮食，因吃生冷饮食易使经血凝滞而发生瘀血。第二，在月经期间还要忌服发汗药、温燥药，恐亡血伤津；忌凉血药以免阻滞气血运行。

女性患者在月经将潮之时，有的小腹疼痛剧烈，不能忍受，待经行 1~2 日后，经血已畅，小腹疼痛渐缓渐解。若小便不利者宜当归芍药汤加味。此水血两结之证。

治则：活血利水。

处方：

当归 12g	川芎 12g	白芍 15g	茯苓 12g
泽泻 12g	茅术 9g（舌苔薄白者改用白术 9g）		
炒小茴 9g	广木香 9g	陈艾叶 6g	

若月经量多、时间较长者加茜草 12g，乌贼骨 12g。水煎温服，每次月经期服 3~5 剂，连续服用 3~5 个周期，以痛经转好为度。

月经病，经水来时，断断续续，似通非通，欲止不止，拖延 7~8 天或 10 多天才净，或月经 1 月之中来 2 次，少腹胀满疼痛，唇口干燥，手心发热，此因瘀血而引起的月经失调。经来之初，少腹胀满疼痛，唇口干燥，小便不利，过 1~2 天后，经行较畅，则少腹胀满疼痛减轻或消失，此为水血俱结之证。痛经当有蓄水、蓄血的区别，若少腹满痛而小便自利、口干不渴者为蓄血证；若少腹满痛而小便不利、口渴者为蓄水证。若患者身体非常瘦弱，肌如鱼鳞，月经闭塞不行，多属瘀血引起的月经不调。除水血俱结的痛经用上方治疗外，瘀血所致的月经失调，断断续续，久不止者，宜用胶艾四物汤加减。

处方：

当归 12g	川芎 9g	白芍 12g	阿胶（烊化兑服）9g
艾叶 9g	茜草 12g	乌贼骨 12g	

若少腹疼痛者加炒小茴香 9g，经血过多者加姜炭 6g，大便秘结者去乌贼骨，小便不利者加通草 6g。

若经 1 月再现者，可参照《金匮要略》土瓜根散方加减。

处方：

茜草 12g	乌贼骨 12g	土瓜根 12g	泽兰 15g
制香附 12g	桂枝 9g	白芍 9g	通草 6g

若妇女肌如鱼鳞，经闭不通者可服大黄䗪虫丸，早晚各服 3g，连服 1 ~ 2 月。若妇人年已五旬，七七之期已过，天癸当竭而反不竭，月经时有时无，时多时少，有时崩漏或带下不止者，恐血室生恶物，应请妇科医生进行检查，不能疏忽大意。非除血室恶物者，宜服《金匮要略》温经汤。若妇女更年期，有脏躁证，容易悲伤，情绪异常者，可用《金匮要略》甘麦大枣汤。第二，患者带下如浓涕，色黄味腥，脉弦濡，舌红苔腻，此为湿热带下。

治则：清利湿热，活血调经。

处方：

知母 12g	黄芩 10g	川芎 12g	当归 10g
薏苡仁 30g	芡实 20g	乌贼骨 12g	

腰痛者加桑螵蛸 12g，月经量多者加茜草 12g，少腹满痛者加泽兰叶 15g，制香附 12g。水煎 3 ~ 5 剂。

寒湿带下白物如清涕，腰下重坠，自觉阴中冷、有瘙痒的感觉，脉弦缓，舌淡苔滑。

治则：温通祛湿。

处方：

石菖蒲 12g	薏苡仁 30g	茅术 9g	川芎 10g
蛇床子 6g	制香附 12g	通草 6g	乌贼骨 12g

水煎，服 3 ~ 5 剂。外用蛇床子 30g 煎汤冲洗阴中。

带下病原因不一，如属宫颈病变或滴虫所引起的，可用苦参、蛇床子煎汤冲洗阴中。

处方：

      苦参 60g   蛇床子 60g

煎汤连续冲洗，每天 1 ~ 2 次，以愈为度。

此外，还有白带如清涕、无臭气、脉细弱、短气、疲乏者，此气血两虚也，宜用八珍汤加黄芪主治。

第三，妇女妊娠不宜服药，但妊娠初期有恶阻现象，呕吐不能饮食者，可服党参 12g，白术（炒）12g，干姜 6g，茯苓 12g，法半夏 12g，黄连 3g，甘草 3g，2 ~ 3 剂后往往获效。呕吐止后，不再服药，宜饮食调养。妊娠至 3 ~ 4 个月，就不会再发生恶阻了。

妊娠中期以后，下肢浮肿者，可服活血利水药数剂，药方可用《金匮要略》当归芍药散方。

处方：

      当归 12g   川芎 12g   白芍 15g   茯苓 15g

      白术（炒）9g   泽泻 12g

妊娠中期后，忌甜食及甜味药物，过食甘甜能使脾湿过盛，阻滞气血使之流通不畅，甜味补脾，脾主肌肉，能使胎儿肥胖，将不利于生产。

第四，妇人新产，气血津液均感空虚，最易发生感冒、汗多、大便难等症状。治疗以和解为第一要诀。但体壮实之人，汗、吐、下三法亦在所不忌。

新生妇人有外感，恶寒发热，头昏痛，汗出，食欲不振，恶露未尽，少腹疼痛，舌苔白腻，脉弦细或芤或革。

治则：和解。

处方：小柴胡汤加味。

      柴胡 12g   黄芩 9g   南沙参 15g   法半夏 9g

      炙甘草 6g   红枣 12g   生姜 10g   当归 9g

      川芎 12g   桃仁 12g   陈艾叶 6g   益母草 15g

水煎服 2 ~ 3 剂。有效再服 2 ~ 3 剂。

第五，妇人小产，其调理与正产同，应根据不同情况辨证施治。比如小产后易外感，治宜和解；如少腹疼痛，恶露不尽，治疗除用和解，还须加祛瘀活血药；用祛瘀活血药恶露仍不止者，必须考虑子宫是否留有异物，异物不去，恶露难止，应请妇产科诊治。

第六，女性患者情志方面的疾病较男子为多，即喜怒哀乐爱恶欲等七情失调，内伤脏腑，使营卫气血受到一定影响，出现脘肋胀痛、嗳气矢气，饮食、睡眠欠佳等症。治疗一般以舒肝郁、调脾胃、理气活血为主，常用逍遥散、小柴胡汤、越鞠丸、柴胡龙牡汤、甘麦大枣汤等方酌情加减，可以收到一定的疗效。但七情所伤，必须做思想工作，使病人心情愉快，才能收到应有的疗效，不能只靠药物单方面治疗。

（1）痛经

妇女在行经前后或正在经期，小腹及腰部疼痛，甚至剧痛难忍，随着月经周期而持续发作，称为"痛经"，又叫"经行腹痛"。如果仅感小腹或腰部轻微胀痛不适，这是常有之象，不作痛经论。

本病由血气运行不畅所致。因经水为血所化，而血又随气运行，倘气充血沛，气顺血和，则经行畅通无阻，自无疼痛之患。如气虚血少，或气滞血瘀，使经行涩滞不畅，不通则痛。《诸病源候论》云："小腹痛者，此由胞络之间，宿有风冷搏于血气，停结小腹，因风虚发动，与血相击故痛。"又云："妇人月水来腹痛者，由劳伤血气，以致体虚，受风冷之气，客于胞络，损冲任之脉。……其经血虚，受风冷，故月水将下之际，血气动于风冷，风冷与血气相击，故令痛也。"《景岳全书·妇人规》："经行腹痛证，有虚实。实者，或因寒凝，或因血滞，或因气滞，或因热滞；虚者，有因血虚，有因气虚。然实痛者，多痛于未行之前，经通而痛自减；虚痛者，于既行之后，血去而痛未止，或血去而痛益甚。大都可按可揉者为虚，拒按拒揉者为实。有滞无滞，于此可察。但实中有虚，虚中亦有实，此当于形气禀质兼而辨之，当以察意，言不能悉也。"古人这些精辟的论述，不但阐明了痛经发病之因，而且指出了痛经有虚实之分，告诫我们在临证之时必须详辨，才能对证，从而取得较好疗效。

龚老认为，治疗痛经一证，应当"以通为用""以畅为快"，故以通调气血为主，以行瘀、温经、补虚为辅。使气血运行畅通，则痛经可除。临证当细察其因，详辨其证，然后处方用药。下文就脾虚湿滞、气血不畅之痛经证治论之。

临证要点：妇人经水将至之前，因气血瘀滞，经水不得畅行，先现腰腹胀痛，或少腹胀而腹不痛，或血瘀甚而先下黑色血块，或气滞湿阻而先有黄白带下，待经水畅行，则诸痛渐渐停息。本病在腰腹作痛时，由于气滞湿阻而小便量少或黄；由于血瘀而大便滞涩；或浊瘀乘虚外行，可背部，或尾椎骨，或两腿胀痛；或自内乘虚而上，或头晕目眩，或胸胁心下痞胀、食欲减退。变证不一，不能悉数。脉左右均沉涩，或微沉而弦。此妇女独有之病。

辨证思路：因平素脾虚，气血不足，或每逢经期涉水遇冷，感觉风冷之邪客于胞络，损伤冲任，劳伤血气，以致体虚，邪与血气相搏，造成气滞血瘀而发病。体质壮实之妇女，因饮冷太过，致积冷积气，亦可致气血瘀滞而成此病。

治则：健脾利水，行瘀导滞。导气之滞而月水自行，行血之瘀而经血自畅。

处方：当归芍药散加味。

当归 10g	川芎 10g	白芍 12g	茯苓 12g
白术 10g	泽泻 12g	陈艾叶 10g	炒小茴 10g
佛手片 10g	白通草 6g	制香附 12g	

加减：大便畅者去佛手片；气虚弱者去艾叶，可酌加广木香；若有其他见症，可随证加减。

验案举例

唐某，女，32岁，农民。1965年春初诊。

因每次月经来潮前3～5日即开始腹痛，轻则可以忍耐，重则小腹痛如刀刺，腰痛如折，经来有块色黑，5～7天腹疼腰痛才能渐渐平复。结婚12年一直未妊，特前来求治。余观其形体壮实，查其舌质有瘀点，舌苔薄白，脉象左右均沉涩，按其腹则痛增，断为脾虚气滞血瘀所致之痛经。

治则：健脾除湿，行瘀导滞。

处方：

当归 10g	川芎 10g	白芍 12g	茯苓 10g
泽泻 10g	白术 10g	香附 10g	佛手片 10g
广木香 10g	桃仁 10g		

3剂，水煎服。并嘱其每逢行经之时重服上方3～4剂，连服3～4个月，痛

经可愈。

二诊：服药 3 剂后，腰腹疼痛大减，月水下黑色血块极多。余思之，此妇结婚 12 年，求子心切，必有肝郁，遂投以逍遥散加味治之。

处方：

当归 10g	白芍 12g	柴胡 10g	白术 10g
茯苓 10g	薄荷 6g	生姜 10g	制香附 10g
郁金 10g	甘草 6g		

5 剂，水煎服。

按语：此仲景"当归芍药散"加味而成。方中当归补血和血、调经止痛；白芍柔肝止痛、养血敛阴；川芎活血行气止痛；茯苓健脾补中、利水渗湿；白术健脾燥湿；泽泻利水、渗湿、健脾；艾叶温经散寒；小茴理气止痛、调中和胃；香附理气解郁、调经止痛；佛手片和中理气；白通草利水通气。全方共奏健脾利水、行瘀导滞之功。

注：若系因寒凝气滞血瘀而致痛经者，每多用《金匮要略》温经汤治疗效果为著。

（2）带下

带下有两种含义：一种是指妇科经、带、胎、产等病，因这些病都发生在束带以下的部位，故古代称妇科医生为"带下医"。一种是指从阴道内流出的一种黏腻的液体，如涕如唾，绵绵而下，一般称为"白带"。《女科证治约旨》说："阴中有物，淋漓不断，绵绵而下，即所谓带下也。"《傅青主女科·带下》："而以'带'名者，因带脉不能约束而有此病，故以名之。……妇人有终年累月下流白物，如涕如唾，不能禁止，甚则臭秽者，所谓白带也。"余所论述的属于后者。

妇女生理发育成熟时，在经期前后，或妊娠初期，阴道亦可排出少量分泌物，无色透明，常感湿润。如王孟英说："带下乃女子生而即有，津津常润，本非病也。"这是属于生理现象，不作病论。

产生带下病的主要原因，是由于脾虚肝郁，湿热下注，或肾气不足，下元亏损所致，亦有因感受湿毒而起者。《诸病源候论》曰："劳伤血气，损动冲脉任脉……若经脉伤损，冲任气虚，不能约制经血，则血与秽液相兼，而成带下。"《傅青主女科·带下》："夫带下俱是湿证。……盖带脉通于任督，任督病而带脉始病。……夫白带乃湿盛而火衰，肝郁而气弱，则脾土受伤，湿土之气下陷，是以脾精不守，不能化荣血以为经水，反变成白滑之物，由阴门直下，欲自禁而不可得也。"巢氏、傅氏的这些论述说明了中医早就对此病有所认识了。

龚老认为本病以健脾除湿、活血化瘀为治疗大法。根据症状加减用药。《傅青主女科·带下》云："治法宜大补脾胃之气，稍佐以舒肝之品……脾气健而湿气消，自无白带之患矣。"

临证要点：妇女阴道时时下白液体如涕如唾，少腹疼痛，或腰部痛，或头昏痛，或手足心热，口干不欲饮，或大小便不畅，舌苔白腻或淡黄而润，左脉细弱，右脉濡滞，或关脉涩而尺候不足。

辨证思路：白带之成因是多种多样的，总以脾虚湿盛及肾虚为主。因湿盛火衰，肝郁气弱，脾土受伤，脾气下陷，水谷精微不能化生为精血，血虚则瘀滞久郁，变生湿热，而发为白带，或因肾气不足，下元亏损所致。

治则：健脾除湿，活血祛瘀。

处方：

川芎 12g	当归 10g	知母 12g	薏苡仁 30g
芡实 20g	乌贼骨 15g	桑螵蛸 10g	茜草 10g

加减：腰痛甚者可选加川断 12g，补骨脂 12g，菟丝子 10g，桑寄生 15g；腰不痛者去桑螵蛸；气虚倦怠无力者加黄芪 15g，党参 15g；热胜于湿，带色黄者加黄柏。

验案举例

余某，女，34 岁，已婚，职员。1963 年春初诊。

患者自诉每月经期延后，量少色淡，少腹作痛，腰腿软，头昏眼花，神疲肢倦，平时白带清稀如涕，每日必换内裤，纳谷量少，大便溏稀，小便清长。余见其面色不华，形体瘦小，查其舌质淡苔薄白，脉细弱，两尺均不足。辨为脾虚湿盛，兼有肾亏之证。

治则：健脾补肾，活血祛瘀，清热除湿。

处方：

薏苡仁 30g	芡实 25g	当归 10g	川芎 10g
乌贼骨 10g	桑螵蛸 10g	桑寄生 15g	杜仲 10g

菟丝子 10g   茜草 10g   党参 12g

5 剂，水煎服。

二诊：服 5 剂后，纳食大增，精神好转，头昏减轻，白带大减，脉较前有力。方已对证，守方再服 5 剂。

三诊：药后诸症大减，白带几无，唯头昏、腰痛明显，再用八珍汤加杜仲、桑寄生，以善其后。

按语： 方中当归、川芎补血活血，知母滋阴清热、补肾，芡实、薏苡仁健脾补肾、除湿，乌贼骨止带固精，桑螵蛸补肾助阳，茜草行血。合奏健脾补肾、活血祛瘀、清热除湿之功。

（2）妊娠恶阻

妊娠 2～3 个月，恶心呕吐，头重眩晕，心中烦闷，恶闻食臭，或食入即吐，称为"恶阻"。古人有"子病""病儿""食病""阻病"之称，并对恶阻有了详细的描述。《诸病源候论》曰："恶阻病者，心中愦闷，头眩，四肢烦疼，懒惰不欲执行，恶闻食气，欲咸酸果实，多睡少起，恶食。《医学心悟》："眩晕呕吐，胸膈满闷，名曰恶阻。"《傅青主女科》说："妇人怀娠之后，恶心呕吐，思酸解渴，见食憎恶，困倦欲卧。"这是妊娠期最常见的疾患。严重的可使孕妇迅速消瘦，或诱发其他疾病，甚则引起小产。

妊娠恶阻之因，主要是胃气不降，冲脉之气上逆所致。《诸病源候论》："此由妇人元本虚羸，血气不足，肾气又弱，兼当风饮冷太过，心下有痰水挟之……"《医学心悟》云："经脉不行，浊气上干清道，以致中脘停痰。"《傅青主女科·妊娠》："夫妇人受妊，本于肾气之旺也，肾旺是以摄精，然肾一受精而成娠，则肾水生胎，不暇化润于五脏；而肝为肾之子，日食母气以舒，一日无津液之养，则肝气迫索，而肾水不能应，则肝益急，肝急则火动而逆也；肝气既逆，是以呕吐恶心之证生焉。"古人的这些论述指出了恶阻产生之因是胃弱肝旺，肾气不足，加之外感、饮冷，致肝气乘脾而发病。常见的有胃虚、肝热、痰滞三种证型。

龚老认为，本病治疗原则以调气和中、降逆止呕为主，佐以清热豁痰。禁用升散之剂。《医学心悟》："法当理脾化痰、升清降浊，以安胃气，用二陈汤加枳壳主之……其半夏，虽为妊中禁药，然痰气阻塞中脘，阴阳拂逆，非此不除。……若与参、术同行尤为稳当。凡安胎气、止呕、定眩，须用白术为君，而以半夏、茯苓、砂仁佐之……"《傅青主女科·妊娠》："故于平肝补血之中，加以健脾开胃之品，以生阳气，则气能生血，尤益胎气耳。""其逆不甚，且逆是因虚而逆，非因邪而逆也。"前人对恶阻之证进行反复多次诊治，认识了此病治疗之大法、方药之配伍是治病之关键。

临证要点：妊娠 40～50 天一般即出现口渴、嗜酸、食欲不振、恶闻食臭，或食入即吐、胸腹胀闷、恶心呕吐、全身乏力、倦怠思睡等症，如不及时治疗，往往在妊娠 4 个月以后才能停止呕吐，恢复食欲。苔白或白腻或微黄，脉象缓滑无力，或弦滑，舌质淡。体弱呕甚者可引起小产；体壮胃强者则反应不大。

辨证思路：因妊娠初期营卫气血有一定的变化，以致脾胃消化力减弱；或因胃气素虚，其气上逆不能下降，反上冲而致呕恶；或因平素肝阳偏亢，或郁怒伤肝，肝失条达。孕后血聚养胎，肝血益虚，阴虚阳盛，木火上炎，肝脉挟胃贯膈，木升土逆，则恶心呕吐；或脾阳不足，痰饮停滞，妊后经血壅闭，冲脉之气上逆，痰饮随逆气上冲而发病。亦有因心阳不足而发呕恶者。

治则：健脾和胃，镇逆止呕。

处方：

南沙参 15g	炒白术 12g	茯苓 12g	法半夏 10g
干姜 6g	陈皮 12g	黄芩 6g	黄连 3g
生姜 10g	甘草 3g	伏龙肝（水浸渍后取清水煎药）60g	

加减：呕吐甚者加竹茹 10g，广藿香 10g，黄连可用至 6g；如平素体弱，食欲不振者去南沙参，加党参 12g，黄连减为 1.5g。

验案举例

王某，女，26 岁，工人。1967 年秋初诊。

患者自诉结婚半年，停经 40 天，起初少许恶心，近 1 周来头晕眼花，身倦乏力，恶闻食臭，泛泛呕恶，清晨欲呕特甚，大便溏稀，而前来求治。余询其病因，查其舌脉，苔薄白质淡，六脉和缓，两关滑数。断为"妊娠恶阻"。

治则：健脾和胃。

处方：六君子汤加味。

党参 20g	白术 10g	炒茯苓 10g	陈皮 10g
法半夏 10g	干姜 6g	黄连 3g	甘草 3g

伏龙肝（泡水取汁煎药）60g

3剂。

二诊：服3剂诸症消失，食欲增加。

处方：

| 炒白术 10g | 黄芩 8g | 当归 10g | 川芎 6g |
| 白芍 12g | 杜仲 12g | 川续断 12g | |

续服4剂，以益气血、补脾肾、固胎元，而善其后。

按语：此方即六君子汤加味而成。南沙参、白术、茯苓、甘草为四君子汤，健脾养胃、甘温益气；茯苓、陈皮、半夏、甘草、生姜为二陈汤，燥湿化痰、理气和中；加黄芩、黄连以清肝热，干姜以温运中阳，伏龙肝以土补土、暖脾胃。全方共奏健脾和胃、镇逆止呕之功。

（4）产后外感风寒

产后一二日，由于阴血骤虚，常有轻微发热，不属病变。如果持续发热不减，伴有恶寒发热、头痛身痛等症者，称为"产后发热"。

产后阴血骤虚，阳易浮散，腠理不实，营卫不固，六淫邪气容易侵犯而发热。发热之因有三：一曰血虚，乃因产时失血过多，阴血暴虚，阳无所附，以致阳浮于外而发热。薛立斋曰："新产妇人，阴血暴亡，阳无所附而外热。"二曰血瘀，因产后恶露不尽，瘀血停滞，以致气机不利，营卫失调而发热。周慎斋说："败血为病，乃生寒热，本于营卫不通，阴阳乘格之故。"三曰外感，因产后气血两虚，营卫不和，腠理不密，风寒之邪乘虚而入，正邪相争而发热者。临证之时，必须辨明何因所致之发热，才能取效。《医学心悟》："大凡风寒发热，昼夜不退；血虚与伤食，则日晡发热，清晨即退。是以二症相似也。然伤食之证，必吞酸嗳腐，胸膈胀闷，显然可辨。若血虚证，则无此等证候。"下面就产后外感发热一证论之。《诸病源候论》："产则伤动血气，劳损脏腑，其后未平复，起早劳动，气虚而风邪乘虚伤之，致发病者，故曰中风。若风邪冷气，初客皮肤，经络疼痹不仁；若乏力少气，其人筋脉夹寒，则挛急，夹湿则强，脉缓弱。若入伤诸脏腑，恍惚惊悸，随其所伤脏腑经络，而为诸疾。"《金匮要略·妇人产后病脉证治》："产妇郁冒，其脉微弱，呕不能食，大便反坚，但头汗出……小柴胡汤主之。""产后风，继续数十日不解，头微痛，恶寒时时有热，心下闷，干呕汗出，虽久阳旦证续在耳。""产后中风，发热面正赤，喘而头痛……"

龚老认为，治疗产后外感发热应以调气血、和营卫为主，因产后虚多实少，既不宜过于发表攻里，又不可强调甘温除大热，而忽视了外感与里实之证，致犯虚虚实实之戒。如《沈氏女科辑要笺正》说："新产发热，血虚而阳浮于外者居多。亦有头痛，此是虚阳升腾，不可误为胃寒，妄投发散，以煽其焰，此宜潜阳摄纳，则气火平而热自已。如其瘀露未尽，稍参宣通，亦即泄降之意，必不可过与滋填，反增其壅。感冒者，必有表证可辨，然亦不当妄事疏散。诸亡血虚家不可发汗。先圣早已谆谆告诫，则唯和其营卫，慎其起居，而感邪亦能自解。"

临证要点：产后恶寒发热，体温偏高，或汗出，或无汗，头晕目眩，甚则头项强痛，肢体疼，口干口苦，胃纳欠佳，或恶心呕吐，或血虚瘀滞，小腹疼痛，恶露不尽，舌苔薄白或白腻，寸口脉浮弱，尺候不足，或寸口脉微浮紧，或现革脉、芤脉。

辨证思路：多因产后气血骤虚，卫外之阳不固，腠理不密，以致外邪乘虚而入。如汗出当风，则易感受风邪；如寒邪外袭，则易于伤寒；炎热之盛夏，如贪凉乘风，亦易外感风寒。如产后恶露不尽，瘀血停滞于内，以致气机不利，营卫失调，亦可发热。

治则：产后不宜发散，只宜和解，固正除邪为正治法。

处方：

川芎 12g	当归 10g	柴胡 12g	黄芩 10g
泡参 18g	法半夏 10g	陈皮 10g	艾叶 6g
炙甘草 6g	大枣 10g	生姜 10g	

水煎服。

加减：伤风者加炒荆芥穗 10g，防风 10g；伤寒者加苏叶 10g，恶露不尽者去大枣，加益母草 25g，醋炒香附 12g；纳差者加谷芽 30g。

验案举例

李某，女，24 岁，教师。1967 年夏初诊。

患者因产后 2 周，恶寒发热、头疼身痛前来诊治。询问其病之起因，自诉于前天夜间贪凉而不慎感受风寒，今恶寒发热，头痛眼花，周身肌肉关节痛，口干口苦，胃纳不佳，时有恶心，小腹微痛，恶露未尽，大便溏稀，小便清长。查其舌脉，舌苔薄白，脉浮数而弱，乃产后感受风寒之疾也。

处方：

当归 10g	川芎 10g	柴胡 12g	黄芩 10g
泡参 12g	法半夏 10g	陈皮 10g	艾叶 3g
炙甘草 3g	生姜 10g	益母草 25g	苏叶 10g

2 剂，水煎服。

二诊：寒热已退，食欲欠佳，身软乏力，舌苔薄白，脉浮缓。表邪已解，营卫未和，胃气尚虚。

治则：调气血，和营卫，扶脾胃。

处方：柴芍六君汤化裁。

泡参 15g	柴胡 10g	黄芩 10g	法半夏 10g
生姜 10g	甘草 5g	大枣 12g	茯苓 12g
苍术 10g	白术 10g	当归 10g	白芍 12g
益母草 25g			

3 剂，水煎服。

后随访，药后病已痊愈。

按语：一诊方乃仲景之小柴胡汤合佛手散加味而成。方中小柴胡汤和解少阳，以解表邪，芎归行血和血补血，陈皮理气健脾，艾叶温经散寒止痛。全方共奏和解表里、固正除邪之功。

注意：亡血家不可发汗，以其人血虚故也。今产妇外感风寒，因血虚营卫不固，不宜发散解表，只宜和解，陈修园《医学三字经》列小柴胡汤为产后第一方，可谓中肯之谈。

（5）乳痈

乳痈，常见于产后哺乳期，尤以初产妇为多见。中医认为由于肝气郁结，阳明经瘀热壅滞，或乳儿口热，致使乳汁凝滞而发病。也有因寒凝气滞而发病者。

古人对乳痈的病因、发病经过、症状，以及预后有详尽描述。如《诸病源候论》中云："足阳明之经脉，有从缺盆下于乳者，劳伤血气，其脉虚，腠理虚寒，客于经络，寒搏于血，则血涩不通，其血又归之，气积不散，故结聚成痈。痈气不宣，与血相搏，则生热，热盛乘于血，血化成脓。亦有因乳汁蓄结与血相搏，蕴积生热，结而成乳痈者。年四十已还治之，多愈。年五十已上，慎不当治之，多死……盖怀胎之痈，病起阳明，阳明胃之脉也，主肌肉，不伤脏，故无害。诊其右手关上脉，沉则为阴。虚者则病乳痈，乳痈久不瘥，因变为瘘。"《养生成》云："热食汗出，露乳伤风喜发乳肿，名吹乳，因喜作痈。"《医学心悟·乳痈乳岩》："乳痈者，乳房肿痛，数日之外，焮肿而溃，稠脓涌出，脓尽而愈。"

临证要点：患侧乳房红肿胀痛，局部变硬，有压痛，乳汁流通不畅，恶寒发热，头痛头晕，浑身疼痛。若发热不退，肿块增大发红，疼痛阵作，常短期内化脓，则见肿块中央变软，久而不愈可发而成瘘。其痈肿可为一侧，也可两乳先后发病。舌苔薄白或黄腻，脉象浮弦而数。

辨证思路：因肝气郁结，阳明经瘀热壅滞，或寒凝气滞，或乳儿口热，致使乳头龟裂，乳汁流通不畅而发生瘀积，或乳房不洁，热毒乘机侵袭人体而发为乳痈。

治则：属热证者，宜清热解毒、活血通络；属寒证者，则解表散寒。

处方一：

当归尾 10g	赤芍 10g	浙贝母 12g	天花粉 12g
白芷 10g	防风 10g	穿山甲 10g	制乳香 6g
制没药 6g	金银花 12g	陈皮 10g	甘草梢 6g
炮皂角刺 10g	紫花地丁 15g	丝瓜络 6g	白酒 50g

水煎服。

加减：如已化脓，去白芷、防风，加黄芪 20g。

验案举例

案一 李某，女，23 岁，昆曲演员。1959 年秋初诊。

患者初产一女孩，哺乳期左乳生痈，乳房红肿焮热疼痛，遂住院治疗。西医检查脓已形成，即行切开引流术，术后左乳尚未痊愈，右乳又红肿硬痛，西医谓待脓成再予切开引流。因患者畏之，自动出院，求余诊治。述左乳尚未完全收口，右乳疼痛剧烈，畏寒头痛，不思饮食。查右乳红肿硬痛，舌质红苔黄滑，脉象弦数。辨为阳证、热证，乃因肝气郁结，热毒侵入阳明，致使经络瘀热壅滞而发病。

处方：《医宗金鉴》仙方活命饮加减。

白芷 10g	荆芥穗 12g	忍冬藤 30g	当归 10g
白芍 18g	天花粉 25g	浙贝母 12g	制乳香 6g
制没药 6g	炮穿山甲 10g	甘草 6g	皂角刺 12g

水酒各半煎服。

1 剂痛减；3 剂红肿见消，疼痛大减；5 剂红肿尽退，诸症全除。

按语： 此方为《医宗金鉴·外科心法要诀》仙方活命饮加味而成。方中金银花、紫花地丁清热解毒，防风、白芷散风消肿，当归活血，陈皮行气，浙贝利痰散结，天花粉清痰降火，甘草化毒和中，乳香调气托毒外透，没药散瘀消肿定痛，再加穿山甲、皂角刺贯穿经络、溃痈破坚、引药直达病所，丝瓜络祛风行血通络，更用酒性走散，通行周身，使药力迅速发挥

说明：仙方活命饮只适用于阳证、热证。

处方二：

天花粉 12g	白芷 10g	败酱草 30g	鸡血藤 15g
泽兰叶 15g	制香附 12g	赤芍 12g	忍冬藤 30g
蒲公英 30g	甘草梢 6g	炮皂角刺 12g	

水煎服。

可用鲜地柏枝叶冲绒，热敷患处，每日更换 1～2 次。

案二　聂某，女，29 岁，工人。1958 年 7 月初诊。

初产之妇，产后正值炎热之季，天气闷热，始觉周身不适，后发现右乳内有一结节，稍硬不大，未引起注意。今因结节逐渐增大，局部红肿疼痛，恶寒发热，头痛，口干口苦，来门诊求治。查其右乳红肿焮热，内有一硬结，舌苔黄腻，脉象洪数。余辨为风热毒邪客于经络，阻滞气机，致使乳汁流通不畅而发为"乳痈"。

治则：清热解毒，消肿散结。

处方：

天花粉 10g	白芷 10g	败酱草 30g	鸡血藤 25g
香附 12g	赤芍 12g	连翘 15g	丹皮 10g
蒲公英 30g	金银花 15g	炮皂角刺 15g	甘草 6g

水煎服。

服 1 剂症有所减；2 剂寒热退，口干口苦、局部疼痛等症均减；服 3 剂病愈。

按语： 忍冬藤、蒲公英、败酱草清热解毒，白芷散风消肿，鸡血藤补血活血，赤芍、泽兰活血祛瘀，天花粉清热降火，甘草和中解毒，皂角刺通络溃痈破坚，香附疏肝理气，共奏清热解毒散结之功。

处方三：

| 葛根 25g | 麻黄 10g | 桂枝 10g | 白芍 10g |
| 细辛 3g | 甘草 6g | 大枣 10g | 生姜 10g |

水煎服。

加减：肝气郁结，胁肋疼痛者加吴茱萸 3g；体弱者麻黄减为 6g。

案三 宋某，女，26 岁，某院妇产科医生。1976 年 5 月 12 日初诊。

自述产后半月，突觉右乳红肿作痛剧烈，且恶寒发热，无汗，头疼身痛，口淡无味，饮食不佳，二便尚调。余查其右乳内有一硬结，红肿，舌苔白滑，脉象浮紧。辨为外感风寒之邪，阻滞经络而发为乳痈。

处方：葛根汤加味。

葛根 25g	麻黄 10g	白芍 10g	桂枝 10g
细辛 5g	甘草 6g	大枣 12g	生姜 12g
吴茱萸 5g			

2 剂，水煎服。

服 1 剂寒热解除，红肿稍退；服 2 剂诸症悉愈。

按语： 此为《伤寒论》葛根汤加细辛而成。方中葛根升阳发表，通阳明胃经；麻黄为辛温发表之主药；配桂枝、细辛、生姜以增强解表散寒之功；白芍、大枣调和营卫；甘草调和诸药。共奏解表散寒、通络消痈之效。

因外感风寒所致的乳痈较风热所致者疼痛更为剧烈。因寒为阴邪，其性收引，凝滞气血，致脉络不通，故痛剧烈也，见有寒邪外症者用葛根汤加细辛、吴茱萸；若无外症，而有内寒，疼痛剧烈，脉沉者，可用仲景白通汤加吴茱萸、细辛，奏效更速，一般可 2～3 剂而获痊愈。

注：乳痈之患以风热毒邪所致者为多，用"仙方活命饮"治疗效如桴鼓，未溃者数剂即消，已溃者 10 余剂亦可告愈，均不必外用敷药。但事物总是一分为二的，有热必有寒，乳痈属热性的为多见，属寒者亦有。上述用葛根汤治愈的病

例，则说明临床上确有因寒致乳痈者，值得引起医者注意。

（6）恶露不绝

产妇在分娩以后，胞宫内遗留的余血和浊液称为恶露。恶露一般在 2 ~ 3 周内应当完全排出，如果超过这段时间仍然淋沥不断者，《妇人大全良方》称为"恶露不绝"，《肘后备急方》称为"恶露不止"，《诸病源候论》称为"恶露不净"。

恶露不绝的主要病位在冲任，而与脏腑气血有着密切的关系。因冲为血海，任主胞宫，恶露为血所化，血源于脏腑，注于冲任，若脏腑受病，冲任不固，每可发为恶露不净。其病有因于产伤经血，气血两亏，气虚下陷，气不摄血，冲任不固者；有因气机不利，肝气不和，肝不藏血者；有因气滞血瘀，余血未尽，兼感寒凉邪气，致败血瘀阻冲任而恶露时下者等。如《古今医鉴·产后》："产后恶露不尽，亦有发热恶寒，必胁肋胀满连大小腹，有块作痛，名儿枕痛。"《医学心悟·恶露不绝》："产生恶露不绝，大抵因产时劳伤经脉所致也……若瘀血停积，阻碍新血，不得归经者，其证腹痛拒按，宜用归芎汤……先去其瘀，而后补其新，则血归经矣。"《诸病源候论·产后崩中恶露不尽候》："产伤于经血，其后虚损未平复，或劳役损动，而血暴崩下，遂因淋漓不断时来，故谓崩中。恶露不尽，凡崩中若小腹急满，为内有瘀血，不可断之，断之终不断，而加小腹胀满，为难愈，若无瘀血，则可断易治也"。

龚老临床所见恶露不绝一症，以气滞血瘀兼感寒凉邪气，致败血瘀阻冲任，恶露时下者为最多，善用疏肝理气、调和冲任之法。就此型之证治介绍于下：

临证要点：恶露淋漓涩滞不畅，时来时止，夹块色黯，小腹微胀痛。舌质两边瘀黯，苔白滑，脉沉弦。

辨证思路：产时或产后失血耗气，百脉空虚，寒入胞宫，或伤生冷，致寒凝气滞血瘀，冲任失调，血不归经，恶露时下。

治则：理气散寒，调和冲任，活血化瘀，温宫止血。

处方：

柴胡 18g	泡参 25g	当归 10g	川芎 10g
桃仁 10g	炮姜 5g	益母草 25g	生姜 10g
甘草 5g	赤芍 12g	大枣 12g	

验案举例

丁某，女，23 岁，本院护士。1973 年 11 月初诊。

产后发热，先服西药、打针并行，热有所减，仍寒热并作，发作有时，胸闷食少，小腹坠痛，恶露不绝。后又注射"麦角"、口服"益母流浸膏""益母丸""当归丸"等药，亦效果不佳，今恶露仍时来时断，淋漓不绝已 1 个半月。查其苔白润，脉沉弦，辨证为产后外感风寒，致寒凝气滞血瘀，冲任失调，恶露时下。

处方：柴胡生化汤。

柴胡 25g	泡参 30g	生姜 12g	炮姜 5g
当归 10g	川芎 10g	赤芍 12g	桃仁 10g
益母草 25g	甘草 5g		

2 剂，水煎服。

二诊：自述药后恶露已少，余症悉减。效不更方，守方 2 剂，隔日 1 剂，后随访病已痊愈。

按语： 本方乃仲景小柴胡汤与傅青主生化汤加减而成。方用柴胡疏理气机，配生姜之温散以祛寒湿；生姜、大枣同用，可和营卫、调寒热；泡参、甘草、大枣益气调中、扶正祛邪；当归、川芎、赤芍、桃仁、益母草养血活血、化瘀血、生新血；炮姜温宫止血。全方有理气散寒、调和冲任、祛瘀生新、温宫止血之功效。

（7）胎动不安

《诸病源候论》曰："冲任之脉，为经脉之海，皆起于胞内，手太阳小肠脉也，手少阴心脉也，是二经为表里，上为乳汁，下为月水，有娠之人，经水所以断者，壅之以养胎，而蓄之为乳汁。"所以妇人怀孕之后，经血当断。若妊娠之后，血不养胎，从阴道时而下，淋漓不断，其轻者称之为"胎漏"，或称"漏胎"；其重者除阴道来血以外，常伴有胎动下坠，腰酸腹胀等症状，则称之为胎动不安，即西医谓之"先兆流产"。

临证要点：妊娠之后 7 个月以内出现阴道流血，胎动下坠，或轻微腹部胀痛、腰酸等症状。如出血量多，腹痛剧烈，羊水流出，则已发展为不可避免性流产。如出血持续不止，或出血虽已停止，而胎动消失，则应考虑为死胎。胎当保则保，若胎已死，则为"邪气"，留则伤正，其害非浅，为医者临床之时当详诊辨之。

辨证思路：妊娠之后，其胎要靠脾、肾、冲任气血之固养才能不断地生长发育。若脾胃不健，气血不足；或嗜食辛燥之品，血分有热；或房事不节而伤肾气；或劳力太过；或跌仆闪挫耗伤气血，损及冲任，胎元失养皆可导致胎动不安。

治则：益气血，补脾肾，固冲任，安胎元。

处方：

党参 12g	黄芪 12g	当归 9g	阿胶珠 9g
炒杜仲 15g	川续断 15g	桑寄生 15g	菟丝饼 6g
土炒白术 15g	黄芩 9g	陈艾叶 3g	

加减：脾土虚，纳差，便溏者加砂仁 3g，广藿香 6g，黄芩减为 6g；血热扰及胎元，胎动腹痛，舌红，口干者加生地 9g，白芍 9g，小便黄赤者加茯苓 12g，均去黄芪。

验案举例

吴某，女，26 岁，护士。1964 年 4 月 27 日初诊。

患者初因妊娠呕吐，故少食，形瘦弱。孕已 4 月余，昨因单位卫生大检查，大搞环境卫生，操劳太过，疲乏无力，腰酸腿软，昨夜卧难安，小腹微痛胀，今晨阴道来红少许，故急求诊。查舌质淡，苔白润，脉滑数，面淡少华。证系气血不足，脾肾两虚，劳力太过伤及胎气，辨为胎动不安漏血证。

治则：补气血，健脾肾，安胎止血。

处方：泰山磐石散加减。

台党参 12g	炙黄芪 25g	秦当归 9g	阿胶珠 9g
炒杜仲 18g	川续断 18g	桑寄生 15g	菟丝饼 9g
炒白术 12g	陈艾炭 6g	姜炭 3g	

水煎，日 1 剂 3 煎，3 服。3 剂，卧床休息 3 天。

二诊：血已止，食稍增，精神佳，舌淡，苔白润，脉滑。上方去陈艾炭、姜炭，加砂仁 5g，茯苓 12g，黄芩 6g，5 剂。

后未来诊。随访得知，服上方后食欲大增，形渐胖壮，怀胎十月，娩下男婴，重 3500g，合家甚喜。

按语：本方乃张景岳"泰山磐石散"加减而成。方用党参、黄芪、当归健脾培土、益气补血、固冲任、养胎元，并用杜仲、川续断、桑寄生、菟丝子补肾固胎为主药；用阿胶珠、艾叶止血；黄芩、白术安胎共为辅佐。诸药配合，有补气血、健脾肾、固冲任、安胎元、止漏血之功效。

关于保胎单方，龚老常用"新鲜苎麻头"（即苎麻新鲜的根部）两许（多用至半斤亦可）同糯米煮粥服，每天煮服 1 次，连续服用 10～20 天，效验称佳。

3. 儿科医案

小儿指初生婴儿和未满 12 岁的儿童而言。自古医家称小儿为"稚阳之体"，什么叫稚阳之体呢？稚是指幼稚，指小儿的阳气是幼稚的、不充足的。阳气充足，才能营卫和谐，卫外固密，这样风、寒、暑、湿、燥、热之邪才不易侵犯机体。而小儿因阳气不充，卫外不固，"六淫"之邪最易侵犯而发生外感疾病。还有小儿贪食，易发生饮食停滞之患。所以，外感六淫和内伤饮食是小儿病证常见的两大病因。

小儿很少有七情内伤之疾，这是与成人有别的。但是，小儿是"稚阳之体"，由于阳气未充，抵抗力弱，发病之后，往往容易发生转变。例如，外感发热容易发生惊风、痉挛，内伤饮食容易出现呕吐或腹泻等症，这是值得医生注意的问题。

医生以手按小儿额部，若应手发热，这是外感的特征；以手按小儿手心，若应手发热，这是饮食停滞之象。

治疗小儿病症的法则是"以通为用"四字诀。例如，小儿外感风寒治以辛温解表，外感风热治以辛凉解表；小儿水食停滞治以消导，停食宜消食，停水宜利水，各有法度，不外以"通"为法；解表能通畅皮毛窍道，导滞能通畅二便。只要营卫和谐，气血通畅，表里无病，则稚阳之体生机畅旺，就会健康成长，所以小儿之病宜通不宜补，道理就在这里。若认为小儿身体虚弱，常常吃点补气补血的药，反而会使胃纳呆滞，饮食不佳，抵抗力差，易于伤风伤寒，对健康不利。诊治小儿病，医生要根据脉症，辨证施治，绝不能主观臆断、千篇一律，否则是会犯错误的。

（1）外感

小儿为"稚阳之体"，易受"六淫"邪气侵犯，特别是风寒、风热之邪，是小儿外感最常见的病因。在冬天严寒时，假如衣被单薄，护理不周，就容易外感风寒；春天气温乍冷乍热，就容易外感风寒和风热。至于受湿、中暑、伤燥，这三种外感病小儿是不多见的。下面就小儿外感最常见的风寒、风热证，再进一步加以阐述。

小儿风寒，多见于天气突然变凉，失于护理，皮毛为风寒侵犯，寒重则脉象浮紧，风重则脉象浮缓；婴儿不能诊脉，按指纹浮大色红、色青为风寒。婴儿吃奶，一般舌苔白腻，唯舌质青紫为风寒之象。若是天气变热，或小儿衣着过厚，失于护理，突然肌肤为风热侵犯，脉缓舌赤苔薄白，或指纹浮紫，发热汗出，或流涕作嚏，或咳嗽声重，此外感风热之证。风寒宜辛温解表，风热宜辛凉解表，这与成人治法相同。但小儿用药宜轻剂，不宜重剂。如外感风寒，一般用苏叶 1～3g，生姜 1～3g，加入红糖少许煎汤，温服 3～5 次，令微汗出，表寒即解。辛温解表，如麻黄、桂枝等药也可以用，但必须慎用。小儿外感风热，一般可用荆芥穗 1～3g，薄荷 1～3g，连翘 3～6g，蝉衣 1～3g，甘草 1～3g，煎服 2～3 次，风热已解，即不再服；风热重者，用银翘散、桑菊饮辛凉解表。小儿饮食停滞，宜用鱼腥草 10～30g，马兰 10～30g，鸡屎藤 15～30g，白首乌 10～20g，车前草 15～30g，此方消食利水兼顾，药性平和，不伤气血，连服多剂，亦无妨害。

注意：第一，小儿汗、吐、下、清、温、和等治法，与成人无异，但药的用量则应按年龄加减，两岁以下的幼儿，可按成人 1/5 的剂量给药。小儿服药法：煎 1 次分 3～5 次服，服药间隔宜稍短，以 2 小时服 1 次为宜。

第二，急性传染病如麻疹、肺炎、猩红热、扁桃体炎、腮腺炎、肠胃炎、痢疾等病，小儿亦易感染，这些病另有专篇论述，此处不再赘述。

第三，小儿在发育时易流口水，是生理现象。但个别口水流得特别多的需要治疗，一般不需内服药，只要用白矾 30g 煎水洗脚，脚在白矾水中浸泡半小时，3～5 次便有显效。

（2）疳积

疳积，是指小儿脾胃虚弱，运化失宜，以致气液耗损，外形干枯羸瘦，气血不荣，或腹部胀大，青筋暴露，形体虚惫，缠绵难愈，甚至严重影响生长发育，导致不良后果的一种慢性疾患。

古人认为"疳"的含义有二：一曰小儿恣食肥甘生冷等物，严重损伤脾胃功能，形成积滞，日久成疳；一曰气液干涸，身体羸瘦，形成干疳。二者合称为

"疳证"。

脾为后天之本、生化之源，而小儿脾胃未坚，消化力弱。若饮食失调，护理不当，容易影响脾胃受纳运化功能而发病。脾为中土，执中央以运四旁，脾胃受损，诸脏失养，尤易影响肝肾二经而发生各种疳积之证。

《幼幼集成》："夫疳之为病，亦小儿恶候，十六岁以前，其病为疳；十六岁以上，其病为痨，皆真元怯弱，气血虚衰之所致也。究其病源，莫不由于脾胃。盖胃者，水谷之海也。水谷之精气为营，悍气为卫，营卫丰盈，灌溉诸脏，为人身皮毛、肥腠理者，气也；润皮肤、美颜色者，血也。所以水谷素强者无病，水谷减少者病，水去谷亡则死矣。凡病疳而形不魁者，气衰也；色不华者，血弱也。气衰血弱，知其脾胃必伤。有因幼少乳食，肠胃未坚，食物太早，耗伤真气而成者；有因甘肥肆进，饮食少餐，积滞日久，面黄肌削而成者；有因乳母寒热不调，或喜怒房劳之后乳哺而成者。有二三岁后，谷肉果菜恣其饮啖，因而停滞中焦，食久成积，积久成疳，复有因取积太过，耗损胃气，或因大病之后，吐泻疟痢，乳食减少，以致脾胃失养。二者虽所因不同，然皆总归于虚也……疳之为病皆虚所致，即热者亦虚中之热，寒者亦虚中之寒，积者亦虚中之积，故治积不可骤攻，治寒不宜峻温，治热不可过凉。虽积为疳之母，而治疳必先去积，然遇极虚者而迅速攻之，则积去而疳危矣。故壮者先去积而后扶胃气，衰得先扶胃气而后消之。书曰：壮人无积，虚则有之。可见虚为积之本，积反为虚之标也。"这段文字可谓对疳积的病理、治则说得非常全面透彻。

龚老在临证之时，每遇小儿疳积之证，遵小儿"以消为补""以通为用""腑气以通为贵"之理，先去其积，后培其本治其疳，以健脾益气为法，屡投屡效，特介绍如下。

临证要点：面黄肌瘦，或逐渐消瘦，肌肉松弛，毛发稀疏，困倦喜卧，精神不振，目无光彩，纳食不佳，腹胀拒按，甚或腹大青筋暴露，或食则呕吐，或午后潮热，或烦躁不宁，大便不调，或大便溏泻，或便干秘结，小便黄浊，或如米泔，舌苔浊腻，脉象濡细而滑，或兼数，指纹多青滞。

辨证思路：小儿乳贵有时，食贵有节。小儿脾胃薄弱，若乳食无度，或恣啖肥甘生冷，壅滞中州，脾气不运，往往形成积滞；积滞日久，脾胃受伤，阻滞气机，乳食及水谷之精微无以运化，致营养失调，脏腑气血供应不足，渐至身体羸弱，气液亏损，而发为疳积。古人云："无积不成疳。"说明了先有积滞，而后出现疳证。由于营养缺乏致小儿发育障碍。此类病证，每多虚实并见，或虚中夹实，或实中夹虚。故临床上疳积之证极为复杂，多种多样。

治则：健脾和胃，消食利水。

处方：

　　　　鸡屎藤 30g　　　　鱼鳅串 30g　　　　侧耳根 30g　　　　白薇 30g
　　　　车前草 30g

加减：大便溏泻者加石菖蒲 10g，水灯心 15g；小便清长者去车前草。

验案举例

龚某，男，8 岁，学生。1978 年冬初诊。

患儿平素喜食生冷瓜果之物，近半年来食量大减，形体逐渐消瘦，面色萎黄，神疲肢困，腹部胀大，大便溏稀，日 2～3 次，尿如米泔，频而不畅。查其苔浊而腻，脉濡弱，按之腹濡软。余思之，此乃内伤饮食，脾失健运，气机阻滞，致水谷精微无以运化，脏腑失养，而发为疳积。

治则：消食导滞利水。

处方：

　　　　鸡屎藤 30g　　　　马兰 30g　　　　鱼腥草 30g　　　　白薇 15g
　　　　车前草 30g　　　　鸡内金 5g　　　　水灯心 15g

3 剂，水煎服。

二诊：服 3 剂后，腹胀减，食欲增，尿畅利。方药对证，守方再服 3 剂。

三诊：诸症若失，拟香砂六君子汤调理脾胃、益气建中，以善其后。

按语：此方有健脾消积利水之功。方中鸡屎藤性味酸甘平，消食导滞；马兰性味辛微苦，除湿利水、消食积腹胀；鱼腥草辛寒，去食积、补虚弱、消腹胀；白薇甘苦平，养阴补虚、健脾消食；更加车前草利水通淋。

余于 1969 年在武隆县高山区巡回医疗时发现，该处小儿患"疳积"多人，患者面黄浮肿，形体消瘦，腹大如鼓，大便溏泻，小便色黄量少，病极严重，余就地采用草药鸡屎藤、鱼腥草、马兰、白薇、车前草煎服，连服多剂后，患儿渐胃纳转佳，面肢、腹部肿胀消失，二便正常，面色红润而获痊愈。

（3）痄腮

痄腮是一种急性传染性疾病，以腮部肿胀疼痛为主要特征。民间俗称"趁耳寒""颊耳寒"；中医称"痄腮""温毒发颐""蛤蟆瘟"；西医称"流行性腮腺炎"。痄腮是因风温病毒之邪由口鼻而入所致，四季均可发生，以冬春两季较为多见。多发于幼儿，2岁以下的小儿少见、12岁以上的个别儿童可伴有睾丸红肿作痛，并可引起终生不育。本病预后良好，可获得终生免疫力。也有极个别病例可因温毒内陷而发生痉厥昏厥。痄腮可发于一侧或两侧，患处逐渐肿大，拒按。其化脓者称为发颐，但少见。龚老在治疗此病时以疏风解毒、软坚消肿为大法。

临证要点：初时腮部一侧或两侧发酸肿胀，咀嚼食物不利。如治不及时，1～2天后腮部逐渐肿大坚硬，胀痛拒按，并伴有壮热寒战，头痛，周身疼痛，倦怠，或食欲减退，呕吐，或间有耳聋，咽部红肿，口渴烦躁，吞咽和咀嚼困难，舌尖红苔黄，脉象滑数。

辨证思路：本病为感受风温之邪而成。邪毒从口鼻侵犯机体，壅阻少阳之络，故腮肿坚硬；风为阳邪，温亦为阳邪，故见壮热、寒战、头痛、身痛、倦怠等症；因温毒炽盛，故壮热、昏迷、痉厥；少阳与厥阴互为表里，足厥阴之脉绕阴器，故见痄腮发病之时可伴有睾丸红肿疼痛。

治则：疏风清热，软坚消肿。

处方：

连翘 15g	升麻 12g	夏枯草 30g	柴胡 25g
黄芩 12g	蒲公英 30g	大青叶 30g	薄荷 10g
牛蒡子 10g	忍冬藤 30g	车前草 30g	

水煎服。同时可用仙人掌冲绒外敷患处，每日更换1～2次。

加减：已化脓者加挖耳草（即天名精）30g。

验案举例

李某，男，7岁，小学生。1963年2月初诊。

其父带其来院。诉曰：吾儿前天开始感到周身不舒，不发热，以为感受风寒之故，未加注意。昨天突见其左腮较右腮为大，且感轻度作痛。今天左腮肿痛剧烈，咽痛，发热，畏寒，倦怠，纳食不佳。余审其脉证，断为"痄腮"。

处方：

连翘 10g	升麻 6g	夏枯草 15g	柴胡 10g
黄芩 10g	大青叶 15g	蒲公英 15g	薄荷 3g
牛蒡子 10g	忍冬藤 15g	车前草 15g	

3 剂，水煎服。

二诊：述服 1 剂症有所减，2 剂症去其大半，3 剂诸症若失。今药已对证，效不更方，再进 2 剂以祛其余毒。

按语： 方中连翘、蒲公英、夏枯草清热解毒、消痈散结；薄荷、牛蒡子疏散风热、利咽散结；升麻发表解毒；忍冬藤、车前草清热解毒；柴胡和解退热；黄芩清热燥湿；大青叶清热解毒凉血。全方共奏清热解毒、疏风散结之功。

若并发睾丸红肿疼痛者，用下方治之。

龙胆草 10g	黄芩 10g	柴胡 15g	木通 12g
蒲公英 30g	忍冬藤 30g	车前草 30g	萹草 30g
橘核 12g	荔枝核 12g	台乌 10g	

水煎服。

方解：方中柴胡和解退热，疏肝；黄芩苦寒清热燥湿；龙胆草清泄肝胆之热；忍冬藤、车前草、萹草、蒲公英清热解毒散结；木通利水降火；荔枝核、橘核、台乌行气止痛、散寒消结。全方共奏清热解毒、利水降火、行气消结之功。

（4）蛔虫病

蛔虫病是一种比较常见的疾病，多见于儿童。古代文献中已有详细的记载。如《素问·咳论》："胃咳之状，咳而呕，呕则长虫出。"《灵枢·厥阴》曰："肠中有虫瘕及蛟蛕……心肠痛，㤎作痛，肿聚，往来上下行，痛有休止，腹热喜渴，涎出者，是蛟蛕也。"《伤寒论·厥阴》："食则吐蛔。"《金匮要略》曰："病腹痛有虫……腹中痛其脉当沉，若弦反洪大，故有蛔虫。""蛔虫之为病，令人吐涎心痛，发作有时，毒药不止。""蛔厥者乌梅丸主之。"

临证要点：少量蛔虫寄生于人体，可无任何症状，或只轻微腹痛；蛔虫较多时，则常见上腹或脐周疼痛阵作，可伴有恶心呕吐，或呕蛔，或便蛔。儿童常见夜间烦躁不安，吵闹磨牙，梦中流涎，甚则抽搐，或见面黄肌瘦，肚腹膨大，衰弱无力，日久可影响小儿的正常发育。如蛔虫很多，常因饮食不节，发热或其他因素刺激，使蛔虫扭结成团而发生肠梗阻，或上窜胆道，引起恶心呕吐，上腹剧痛阵作，并放射到右肩部，甚则出现恶寒发热，或出现黄疸。如上窜入胃则呕蛔。在脸颊部、眼结膜、下唇黏膜常可见虫斑，大便镜检可发现蛔虫卵。

辨证思路：因误食不洁之生冷瓜果蔬菜及食物，或手指爪甲衣被附卵，卵随饮食入口而发病。加之饮食不节，损伤脾胃，湿热内蕴为蛔虫在肠内生长所宜。正如《奇效良方》所说："脏腑不实，脾胃俱虚，杂食生冷甘肥油腻之物，或食瓜果与畜兽内脏遗留诸虫子类而产。"

治则：肠蛔虫和胆道蛔虫，以温脏安蛔为主；蛔虫性肠梗阻以通下杀虫为主。

处方一：

> 乌梅 12g　　　　黄连 6g　　　　炒川椒 10g　　　干姜 6g
> 广木香 10g

水煎服。

验案举例

肖某，男，12 岁，学生。1965 年 9 月 5 日初诊。

近半月来脐周反复阵发性疼痛，甚则恶心呕吐，平时喜食生冷瓜果之物，饮食尚可，小便正常，大便不爽，有时自便蛔。近 2 天来腹痛剧烈，故前来求治。患者呻吟不已，面色少华，两面颊有白色虫斑各一块，脐周有块，舌质淡苔薄黄，脉细弦。大便镜检可见蛔虫卵 1～3 个。余断为蛔虫病。

处方：

> 乌梅 12g　　　　黄连 6g　　　　炒川椒 10g　　　干姜 6g
> 广木香 10g　　　川楝子 10g

2 剂，水煎服。并嘱其母：日夜进 2 剂 4 服，次日来复诊。

第二天，其母带儿复诊。母曰：昨天服 1 剂痛大减，大便下蛔 10 余条；进 2 剂，腹痛消失，大便又下蛔数条。昨夜能安静入睡。余见腹痛已除，蛔虫已下，遂用六君子汤加味调理，善其后。

按语：乌梅味酸以安蛔，黄连味苦以下蛔，川椒味辛以驱蛔，干姜辛热以温脏祛寒安蛔，广木香性味辛苦温以行气止痛。五药共奏温脏安蛔、驱虫止痛之效。

处方二：

> 生大黄（后下）15g　　　芒硝（化服）10g　　　厚朴 25g

　　　　枳壳 12g　　　　桃仁 12g　　　　槟榔 20g

水煎服。服后以大便通利为好，若一服大便仍不畅，可再服。

验案举例

张某，男，25 岁，工人。1966 年 11 月 12 日初诊。

患者由同事陪同来诊。病者面色发青，呻吟不已。自诉今早上班时微觉腹痛，饮食正常，已 2 天未解大便，小便色黄；九时许，突然脐腹痛大作，难以忍受。余见其腹部膨胀，舌苔黄厚，脉弦有力，且 2 天未解大便，曾大便镜检发现蛔虫卵，未驱过虫。诊为急性蛔虫性肠梗阻。

处方：大承气汤加味。

　　　　生大黄（后下）15g　　　　芒硝（化服）12g　　　厚朴 25g

　　　　枳壳 12g　　　　桃仁 12g　　　　槟榔 20g

2 剂，水煎服。

1 服肠中鸣响，再服解大便 1 次，下燥屎数枚，后稀便中夹蛔虫数条而下，腹痛若失而愈。

按语： 大黄苦寒荡涤肠胃，芒硝咸寒软坚润肠，枳壳、厚朴苦温行气、破结除满，桃仁苦甘润肠杀虫，槟榔辛苦温杀虫消积利气，共奏通下止痛杀虫之功。

（4）蛲虫病

蛲虫病是由蛲虫寄生人体所引起的疾病，以小儿为多见。《诸病源候论》曰："九虫者……九曰蛲虫，至细微，形如菜虫……蛲虫居胴肠，多则为痔，极则为癞。因人疮处，以生诸痈疽癣瘘病疥，蛲虫无所不为。此诸虫依肠胃之间，若脏腑气实，则不为害，若虚则能侵蚀，随其虫之动，而能变成诸患也。"巢氏明确地描述了蛲虫的形状、寄生和活动的部位，发病的内在因素，以及因蛲虫所产生的症状。

临证要点：肛门瘙痒，搔伤则碎痛，夜间尤甚，睡眠不安，睡后肛门周围可见细小蠕动的白色小虫，粪检中可找到蛲虫，以及食欲减退，咬指甲，尿频或遗尿，消瘦等，女孩还有外阴瘙痒及白带。

辨证思路：平素饮食不洁，或脏手抓食物，使湿浊之邪入侵人体，加上体质素弱，正气不足而发病。

治则：燥湿解毒杀虫。

处方一：

每晚用百部、苦参各 15g 煎水熏洗肛门，再将六神丸 1 粒塞入肛门内，连续使用 1 周。

验案举例

王某，女，7 岁，学生。1968 年 6 月 15 日初诊。

由母带来求治。母曰：吾女经常肛门作痒，夜间熟睡后常见肛门爬出白色小虫，经中西医诊为蛲虫病，治疗效果不佳。龚师诊其舌苔薄白，脉细无力，仍断为蛲虫病。投以百部 84g，苦参 70g，六神丸 1 瓶。并嘱其母每晚先用百部 12g，苦参 10g，煎水熏洗肛门，再将六神丸 1 粒塞入肛门内，连用 7 天见效。其母疑之，经再三说明，乃许试之。用 1 周后再未见小虫从肛门爬出，查大便未找到蛲虫。

按语： 百部、苦参解毒杀虫；六神丸由珍珠粉、犀牛黄、麝香各 4.5g，腰黄、冰片、蟾酥各 3g，各研细末，用好酒化蟾酥，再与药末调匀为丸，如芥子大，百草霜为衣。方中珍珠、牛黄清热解毒；腰黄即上等雄黄，苦温有毒，能燥湿解毒杀虫；冰片、麝香解毒杀虫；蟾酥甘温有毒，亦可解毒杀虫；百草霜解毒。诸药共奏解毒杀虫燥湿之功。

处方二：

苦参 30g　　　　百部 30g　　　　消毒药棉 30g

合煮 2 小时，取药棉烘干，然后用雄黄末 6g 拌和，做成 15～20 个小棉球，每晚将棉球 1 个塞入肛门内，连用 15～20 次。

验案举例

李某，男，5 岁。1965 年 7 月 9 日初诊。

患儿形体消瘦，面色少华，纳差，大便溏稀，夜间吵闹不安，睡后常见小白虫从肛门爬出，舌质淡苔薄白，脉细弱。龚师辨为"蛲虫病"。用处方二治之。

后某日龚师在路途中遇其母，询问患儿现状如何。母喜曰：医生之药有效，我儿用上药一料，蛲虫消失，饮食大增，身体长胖，面色改观。

按语： 苦参清热除湿、解毒杀虫；雄黄解毒杀虫；百部杀虫。三药合用则解毒杀虫之力更强。

（4）遗尿

凡2岁以上之小儿或成人，经常睡中尿床，醒后方知，称为遗尿。

肾主水，司二便，肾与膀胱相表里，三焦通利，膀胱气化正常，才能排泄小便。正如《素问·灵兰秘典论》所说："膀胱者，州都之官，津液藏焉，气化则能出矣。"《素问·经脉别论》："饮食入胃，游溢精气，上输于脾；脾气散精，上归于肺，通调水道，下输膀胱。"《素问·灵兰秘典论》又云："决渎之官，水道出焉。"《类证治裁》载："膀胱仅主藏溺；主出溺者，三焦之气化耳。"若三焦气化不利，影响膀胱，膀胱失于藏溺，或肾阳亏虚，"膀胱有冷，不能约于水"，皆可致小便失约而发生遗尿。

上焦以肺为主，肺为水之上源；中焦以脾为主，脾主运化水湿；下焦以肾为主，肾主水，司二阴开合。因此，遗尿之发生多与肺、脾、肾三脏有关。

龚老认为临床所见之遗尿，小儿以脾虚为主，成人以肾气不足者为多。今就此两型论之。

①脾虚遗尿

临证要点：口渴思饮，贪饮不拘冷热，务以满足暂时为快，每进食亦必饮水，食欲不佳，形体瘦弱，小腹微胀，尿次较多，白天解10余次，夜间尿3~5次，每次量少不畅，要解即解，稍慢即尿于床上。此以3~7岁儿童为多。

辨证思路：由于饮食不节，嗜水过度，日久伤及脾胃，脾失健运，脾不散精，肺亦受损，致脾肺气虚，膀胱失约，发为遗尿。

治则：补中益气，健脾除湿。

处方：

小麦 60g　　　　甘草 12g　　　　大枣 12g　　　　天花粉 12g
瞿麦 18g

水煎服。

加减：湿气甚者去大枣，可酌加海螵蛸 12g，薏苡仁 15g，芡实 10g；水气甚者可加茯苓、远志。

验案举例

欧某，男，10岁，小学生。1966年11月初诊。

患儿遗尿7年，每夜1~2次，大人、小儿皆感极为苦恼。询问小儿，烦渴思饮，食欲不佳，尿频短而不畅，日十数行。常不到下课即要小便，强忍不解则小腹坠胀作痛，因此学业受到影响，成绩很差。查形体瘦弱，舌苔白腻，脉濡数。证系脾虚中阳不运，膀胱气化失常，致日间小便短频，夜发遗尿。

治则：健脾除湿，和中利水

处方：甘麦大枣加花粉瞿麦汤。

| 小麦 50g | 甘草 6g | 大枣 10g | 天花粉 18g |
| 瞿麦 12g | 车前草 30g | | |

水煎服，每日 1 剂 2 服。共 5 剂。

二诊：服 1 剂每次尿量曾多，尿次减少，夜尿床 1 次；服 2 剂夜不遗尿，至今已连续 3 天未再遗尿，此数年来之幸事也。余拟补中益气汤加减 5 剂，隔日 1 剂，以善其后。半年后随访，遗尿之症已愈，心情舒畅，食欲大增，形渐胖壮。

按语： 仲景之甘麦大枣汤，本为治脏躁之证而设。以甘草为主药，养五脏，和中缓急；辅小麦养心益肾、清热止渴、利小便；佐大枣甘平质润，补益中气、生津除烦、通九窍；更加天花粉降虚火、生津润燥止渴；瞿麦清热利湿、逐膀胱之邪、通利小便。五药共奏安神、健脾、除湿、生津、止渴、利尿之功。服后日间烦渴可解，小便通利，夜间尿次减少，安卧入眠，遗尿可止。

②肾虚遗尿

临证要点：禀赋不足，形体瘦弱，食欲不振，大便稀溏，腰酸腿软，小便清长，夜尿较多，每夜遗尿 1 ~ 2 次，舌质淡苔薄白，脉沉细无力。

辨证思路：《诸病源候论》曰："遗尿者，此由膀胱有冷，不能约于水也。"膀胱有冷者阳虚也。膀胱与肾互为表里，肾为先天之本，主水，主二阴，司二便，肾阳主开，肾阴主合。肾气充足，脾能健运，则膀胱气化旺盛，小便日夜循常。肾阳亏虚，肾气不足，则膀胱气化失常，不能约束小便致发遗尿。

治则：温补肾阳。

处方：鹿角霜研为细末，备用。

10 岁以下儿童每晚 3g，白开水冲服（亦可拌白糖少许调味）；10 岁以上者每服 6g，白开水或淡盐开水冲服。可连续服半月左右，服药期间忌食萝卜。

验案举例

杜某，女，14 岁。1973 年夏初诊。

不足月产，素体瘦弱，易感时病，食量不大，腰酸腿软，月经未潮，尿床多年。舌质淡，脉细弱。余断之乃肾气不足，"膀胱虚冷，不能约于水"以致遗尿。投鹿角霜 250g，研细末，每夜淡盐开水服下 6g。服半月，休息 1 周，续服半月。后随访，服约旬日遗尿即止，服至 1 个月，食量大增，形体渐壮，月事已潮，遗尿已愈。

按语：鹿角霜乃鹿角熬后所遗之残渣。其性味咸温，咸能入肾，温能补虚助阳。《医学入门》曰："治五劳七伤羸瘦，补肾益气，固精壮阳，强骨髓。"《本草逢原》云："治脾胃虚寒，食少便溏。"《本草便读》说："鹿角胶、鹿角霜，性味功用与鹿茸相近，但少壮衰老不同，然总不外乎血肉有情之品，能温补督脉，添精养血。如精血不足，而受腻补，则可用胶；若仅阳虚而不受滋腻者，则用霜可也。"从上可知，鹿角霜实为补肾阳，治肾虚遗尿之佳品。

4. 头面五官科医案

（1）天行赤眼

《审视瑶函·天行赤热》云："天行赤热，时气流行，三焦浮燥，泪涩睛疼，或椒疮沙擦，或怕热羞明。或一目而传两目。或七日而自清宁，往往尔我相感，因虚被火熏蒸，虽曰浅病，亦弗为轻，倘犯禁戒，变症蜂生，要分虚实，须辨六经。"傅氏指出了天行赤眼是一种急性传染性眼病，乃因感受四时风热毒疠之气所致。见症为目忽赤肿、疼痛、流泪、怕热、羞明、眵多黏结、沙涩难开，甚则虬脉旋生，胞肿头痛，一目患病，可传及二目，互相传染。轻者一周而愈，若犯禁戒，则变症蜂生。病有虚实，体有强弱，邪有轻重，各随所受而分经络发病，故须辨六经。

临证要点：初起眼睑赤肿，目珠疼痛，流泪，怕热羞明，眵多黏结，沙涩难开。有先患一目而传及二目；也有二目同时发病；又有一目刚退，他目又病者。舌质偏赤，苔薄白或黄滑，脉浮数或弦数。预后一般良好，若失治可变生云翳。

辨证思路：素患目疾，痰火热病及肾虚元气不足之人，因感受四时风热毒疠之气所致。

治则：疏风解表，清热解毒。

处方：

荆芥穗 10g　　　防风 10g　　　刺蒺藜 12g　　　竹柴胡 20g

| 黄芩 10g | 赤芍 10g | 蝉衣 12g | 木通 12g |
| 甘草 6g | 忍冬藤 30g | 夏枯草 30g | 车前草 30g |

加减：如赤痛较甚、眵多干结、热泪如汤、沙涩难开者加连翘 12g，龙胆草 6g；口渴便秘、小便赤少、脉象数实者加炒山栀 10g，大黄 6g，泽泻 12g。

验案举例

朱某，男，25岁，工人。1962年7月15日初诊。

患者自诉前天开始左眼睑红肿，眼珠作痛，初不介意。今天眼睑红肿加剧，眼珠疼痛，流热泪，畏光，视物模糊，眵多结团，似眼中有沙石。余视其左目，红肿眵多，舌苔黄厚，脉浮数。乃风热之邪犯目。

治则：疏风解表，清热解毒。

处方：

荆芥穗 10g	防风 10g	刺蒺藜 12g	竹柴胡 10g
黄芩 10g	赤芍 10g	蝉衣 12g	木通 12g
连翘 12g	龙胆草 6g	忍冬藤 30g	甘草 6g

4剂，水轻煎，每日1剂，3服

另用冬桑叶 15g，苦丁茶 10g，煎水熏洗患眼，日2~3次。

二诊：服药4剂，诸症大诚，药已对症，效不更方，守方再进3剂，日1剂2服，熏洗如前法，以清其余毒。

按语：方中荆芥穗、防风祛风解表，柴胡和解退热、疏肝解郁，刺蒺藜疏肝解郁、祛风明目，黄芩清热解毒，赤芍清热凉血，蝉衣散风热，木通降火利水，甘草解毒、调和诸药，忍冬藤、夏枯草、车前草清热解毒。诸药合奏疏风解表、清热解毒之功。

（2）瘀血灌睛

瘀血灌睛，属于眼病之目赤范围，乃因血壅肝经所致，亦有因外损而成者。

本病病情变化多端、病势凶险，轻则视物不清，重则失明。《审视瑶函》对瘀血灌睛一症有较详细的论述："此症为目病最毒……初起不过红赤，次后紫胀，及白睛胀起，甚则胀形如虬筋。盖其病乃血贯睛中，滞塞不通。在睥则肿胀如杯，椒疮之患。在珠则轮涌起凝脂黄膜、痕成粃窟、花翳白陷、鹘眼凝眼等症。失治者，必有青黄牒出粃凸之祸。凡见白珠赤紫，睥肿虬筋紫胀，敷点不退，必有瘀滞在内，可翻睥内视之。若睥肉已发泛浮，椒疮粟疮者，皆用导之之法，不然变症生矣。"

临证要点：眼红目珠疼痛，头痛，视力突然减退，甚至失明，舌质偏红苔薄黄，脉弦。

辨证思路：由于肝经血热，血不循经所致，或因外伤撞击，内损血络，血溢络外而成。瘀血灌注气轮（巩膜），甚则血灌风轮（角膜）、水轮（瞳仁），故见眼红目珠疼痛，头痛，视力减退，甚则失明。因肝经血热之内障难治，因外伤者易愈；色紫浊者难治，色鲜红者易治。

治则：平肝清热，活血祛瘀。

处方：

竹叶柴胡 20g	赤芍 12g	炒枳壳 10g	甘草 6g
羌活 10g	黄连 6g	木通 12g	当归尾 10g
桃仁 10g	红花 6g	制香附 12g	焦山栀 10g

加减：大便燥结者加酒制大黄 10g，阴虚口干、手足心热、脉象细数者加生地黄 25g。

验案举例

龙某，女，25 岁，教师。1969 年秋初诊。

患者因目珠疼痛 1 天，视物模糊，头痛等症而来就诊。余见其双目血色鲜红，问之大便干结、小便色黄，诊其舌质偏红苔薄黄，脉弦。

治则：平肝清热，活血祛瘀。

处方：四逆散加减。

柴胡 10g	赤芍 12g	炒枳壳 10g	羌活 10g
甘草 6g	黄连 6g	当归尾 10g	桃仁 10g
红花 6g	制香附 10g	酒大黄 10g	焦山栀 10g

5 剂，水煎服，日 1 剂 2 服。

二诊：目珠疼痛大减，视物稍糟，双目血色稍退，大便已解，苔薄黄，二脉仍弦。再守方去大黄，5 剂。

三诊：目珠疼痛已解，视物基本清晰，双目血色已退，苔薄黄，脉弦，乃守二诊之方，进 5 剂，以善其后。

注：在服药的同时，外用熏洗热敷法，每日 3 ～ 5 次，以辅助治疗，可以提高疗效。

按语：此方为四逆散加减而成。方中柴胡和解退热、疏肝解郁，赤芍清热凉血，枳壳平肝明目，甘草解毒、调诸药，羌活散寒除湿，黄连、山栀清热解毒，木通降火利水，当归尾、红花活血祛瘀，桃仁破血祛瘀，香附理气机、解肝郁。合而用之，平肝清热、活血祛瘀。

（3）眼丹

眼丹，俗称"偷针眼"，是因风热外袭眼睑，使气血凝滞所致。其形似麦粒，生于眼睑之上下，以下睑为多见，焮热红肿疼痛，常伴有寒热、头痛等症。

傅氏在《审视瑶函》中对眼丹做了详细的描述："此症或眼皮上下，生一小核是也。"又曰："俗号偷针，脾家躁热，瘀滞难行，微则自然消散，甚则出血流脓。若风热乘虚而入，则脑胀痛而眸子俱红，有为漏之患，有吊败之凶。""有一目生而传两目者，有止生一目者，有微邪不出脓而愈者，有犯辛热燥腻，风沙烟火，为漏为吊败者，有窍未实，因风乘虚而入，头脑俱肿，目亦赤痛者。"《医学心悟》云："眼丹，眼旁生泡，溃而流水也，属风热。"

临证要点：眼睑红肿生疖且有压痛，数日后红肿加重出现脓点，终则溃破。严重者可出现眼睑红肿，耳前起栗，或发热，舌苔薄白或黄腻，脉浮大滑数。

辨证思路：因风热之邪乘虚袭于眼睑，使眼睑之气血凝滞所致。

治则：清热解毒，行气活血。

处方：

| 当归尾 10g | 浙贝母 10g | 苦参 15g | 金银花 25g |
| 陈皮 10g | 甘草 6g | | |

验案举例

乔某，女，16 岁，中学生。1980 年 7 月 13 日初诊。

平素眼干涩痒，视物如雾，眼科检查为假性近视。近年来两眼睑交替反复发生红肿生疖掣痛，5 ～ 7 日疖破脓出即可自愈。西医谓之"睑腺炎"。今右下眼睑又生疖肿涩痛，伴心烦、口苦、尿赤。查舌质红，脉细弦数。乃脾胃素有热毒蕴积，又感风热之邪所致。

处方：当归贝母苦参丸加味。

当归尾 10g　　　浙贝母 12g　　　苦参 12g　　　　金银花 25g

陈皮 10g　　　　栀子 10g　　　　甘草 6g

3 剂，水煎服。

7 月 17 日再诊：右下眼睑之疖已消退，心烦口苦、尿赤等症悉减，脉细弦。药切病情，再守方进 5 剂，以清其余热。

按语： 此为《金匮要略》当归贝母苦参丸加味而成。方中当归尾活血祛瘀，浙贝母清热散结，苦参泄肝经之热，金银花、甘草清热解毒，陈皮行气。全方合奏清热解毒、行气活血之功。

说明眼丹之病容易复发，愈后需再连服此方 4～5 剂可根治。余用《金匮要略》当归贝母苦参丸加味方治眼丹，是在北京向一位哈姓老中医学来的，屡用屡效，故特作介绍。

（4）鼻窒

鼻窒，即古代之鼻齆也。是因风寒伤于肺，邪气乘于太阴之经，致气壅积于鼻窍或邪蕴化热而发病。症见鼻塞反复发作，鼻涕或多或少，或清或黄，甚则头昏、头胀。

《诸病源候论》云："肺主气，其经手太阴之经脉也，其气通鼻。若肺脏调和，则鼻气通利，而知香臭。若风冷伤于脏腑，而邪气乘于太阴之经，其气蕴积于鼻者，则津液壅塞，鼻气不宣调，故不知香臭，而为齆也。"巢氏对鼻的生理、病理及症状做了通俗的论述。

临证要点：鼻涕或多或少，或清或黄，重者鼻塞不通，伴有头昏头胀、咽部不适等症。

辨证思路：由于外感风寒或风热之邪袭于肺，肺气失和，鼻为肺窍，故鼻窍阻塞不通或不畅，经久不愈而成此病。

治则：祛风散寒，宣肺泄热。

内治处方：

苍耳子 30g　　　荆芥穗 10g　　　防风 10g　　　菊花 15g

蔓荆子 15g　　　白茅根 30g　　　桑白皮 12g　　蝉衣 12g

僵蚕 12g　　　　桔梗 12g　　　　钩藤 12g　　　金银花 30g

加减：鼻流清涕者去桑白皮、菊花，加羌活 10g，白芷 12g；鼻流黄脓涕者去荆芥穗、防风，加黄芩 12g。

外治处方：

葛根 30g	麻黄 25g	桂枝 15g	白芍 15g
苍耳子 60g	辛夷 15g	白芷 12g	细辛 10g
生石膏 30g	黄连 10g	黄芩 15g	甘草 10g

上药浓煎 3 次，取汁浓缩，加入蜂蜜 60g 收膏，用瓶装好。每日用消毒棉签蘸药汁涂搽鼻孔 2～3 次，连续擦用，不可间断，以愈为度。

验案举例

左某，女，20 岁，学生。1971 年 3 月初诊。

自诉鼻塞流清涕，左右交替发作，不闻香臭已有 1 年之久，常伴有头昏头胀、舌苔薄白、脉象寸关微浮弦。余诊断为风寒袭肺，肺气失和，故鼻窍阻塞不畅，经久不愈而成鼻窒。

治则：祛风散寒，宣肺通窍。

处方：

苍耳子 30g	荆芥穗 10g	防风 10g	蝉衣 9g
僵蚕 12g	桔梗 12g	钩藤 15g	金银花 15g
白茅根 30g	木通 10g	甘草 6g	

5 剂。

二诊：自诉服后无不良反应，也无明显效果。余认为患者不闻香臭达 1 年之久，病重药轻，故难取效。改投祛风散寒、宣肺泄热重剂。

处方：

葛根 20g	麻黄 9g	桂枝 9g	白芍 10g
苍耳子 30g	辛夷 12g	细辛 3g	生石膏 30g
黄连 5g	黄芩 10g	甘草 6g	

5 剂。取 1 剂煎取浓汁，加蜂蜜煎为流膏，用消毒棉签蘸药汁搽鼻孔，每日 3 次。

三诊：药后，鼻塞流涕有所改善，略闻香臭，头昏胀亦减。效不更方，守方连服 10 剂，同时外搽，日 3～5 次。

四诊：1 月后嗅觉灵敏，鼻塞流涕之症已除。嘱其停内服药，仍蘸药汁外搽，并加做搓摩内外迎香穴，早晚各 1 次，以巩固疗效。

随访 3 年未复发。

按语： 内服方中苍耳子散风通窍，荆芥穗、防风祛风解表、散肺寒，菊花、蔓荆子疏散风热，白茅根清热凉血，桑白皮泄肺中之热，蝉衣散风热，僵蚕祛风，钩藤清热祛风，桔梗辛散苦泄、开肺利窍，金银花清热解毒。全方有祛风散寒、宣肺泄热之效。

外治方乃葛根汤加减而成。方中葛根升阳发表，麻黄、桂枝、细辛性味辛温，温肺散寒，白芷发表祛风、消肿，白芍治肺中邪气，苍耳子散风通窍，辛夷通肺窍、散风寒，生石膏清肺胃之热，黄连、黄芩苦寒，清热毒，甘草解毒，且调诸药。共奏散寒、祛风、解毒、通窍之效。

说明：外用效果较好。如鼻塞严重，不闻香臭，伴头额昏痛者，可内外同治，疗效颇佳。

（5）牙痛

《诸病源候论》云："牙齿痛者，是牙齿相引痛，牙齿是骨之所终，髓之所养。手阳明之支脉，入于齿，若髓气不足，阳明脉虚，不能荣于牙齿，为风冷所伤，故疼痛也。"肾主骨，骨生髓，齿为"骨之余"。阳明之脉络于齿龈，犬齿属骨，臼齿属脾胃，故牙痛与肾、脾胃有密切关系。

本文就肾虚肝郁，水不涵木，虚火妄动，兼夹脾胃之湿浊上犯所致牙痛论之。

临证要点：犬齿臼齿均痛，或犬齿痛，或臼齿痛，或上下左右偏痛，或牙龈红肿疼痛，口角流涎，痛不能食，舌质偏红，苔白腻或微黄，脉象弦濡，尺候洪滑。

辨证思路：犬齿属肾，臼齿属脾胃，今肾阴亏虚，水不涵水。风火妄动，或脾胃失健，浊湿上犯，均能导致犬齿或臼齿疼痛。如脾胃湿热上犯，则出现牙齿红肿，甚至溃烂化脓。

治则：养肾阴，平虚火，醒脾胃，除湿利水。

处方：

生地 20g	丹皮 10g	山萸肉 10g（或用女贞子 15g 代）
山药 12g	茯苓 12g	泽泻 12g　炒草果仁 10g

地骨皮 30g

加减：犬齿痛，阴虚火旺者加知母 12g，炒黄柏 10g；臼齿痛，脾胃失调者加焦三仙各 12g，广霍香 12g；牙龈红肿溃烂者加贝母 12g，天花粉 18g。

验案举例

贺某，男，38 岁，干部。1978 年 4 月 11 日初诊。

素患牙痛之疾，或左或右，或上或下，今左下臼齿处疼痛难忍，喜凉饮。余观其牙痛处牙龈红肿不甚，舌质红苔黄腻，脉弦细数。辨为肾虚兼有湿浊之邪。

处方：六味地黄汤加味。

生地 25g	丹皮 10g	山茱萸 10g	怀山药 15g
茯苓 12g	泽泻 18g	炒草果仁 10g	地骨皮 25g
知母 12g	荷叶 25g		

3 剂，水煎服。

4 月 15 日复诊：自述进 1 剂痛减，服 2 剂痛去其大半，3 剂后只微有疼痛。余思此人素患牙痛之疾，仍用原方去荷叶，再进 3 剂，以巩固疗效。

按语： 此六味地黄汤加味而成。方中生地、丹皮、地骨皮清热凉血，山萸肉温养肝肾，佐丹皮清泻肝火，山药收摄健脾，茯苓淡渗利湿，生地还有滋肾阴以泻肝火之功，泽泻宣泄肾浊，草果仁醒脾化湿。全方共奏养肾阴、平虚火、醒脾胃、除湿利水之功。

说明：牙痛有寒、热、风、火、虫、虚之分，治法亦异。属阴虚火旺，脾胃虚弱兼湿热者，服此方 1～2 剂可见显效；如牙痛属虫所蛀成空洞者，必须填补空洞才能治愈，如牙齿已松动不能填补者，须拔牙后才能根治。总之，必须对症方能取效。

5. 外科医案

（1）紫癜

皮下出血属中医肌衄之范畴。其证有虚有实，实者系温热火毒之邪迫血妄行致发斑疹，谓之"血热发斑"或"热毒发斑"，皆属中医温病范围，应按卫气营血辨证，宜清热、凉血、解毒、化斑。方用犀角地黄汤、化斑汤、清瘟败毒饮之类治疗。虚者多系肾气不足，肾精亏虚，阴虚火旺，或心脾两虚，脾不统血，气不摄血致血溢于肌肤之间，俗称为皮下出血，或称为紫癜。此两型紫癜多书皆有记载，不再赘述。

龚老在临床工作中尚多次见到因肝郁气滞血瘀、气血两虚、气不摄血而发紫癜者，用疏肝益气、补血祛瘀之法取效。特将临床脉证录之于下，并举效案 1 例，以供参考。

临证要点：胸闷胁满，胃纳欠佳，口干不渴，小腹气胀，大便不实，小便不畅，疲乏倦怠，精神不振，面色少华，舌有瘀点，苔白薄润，脉沉涩迟缓。

治则：疏肝益气，补血化瘀。

处方：四逆汤、当归活血汤加减。

验案举例

王某，男，17 岁，学生，乐至县人。1978 年 11 月初诊。

患者素健康，1978 年参军体检时发现双下肢有片状紫癜，查血小板 $5 \times 10^9/L$，因之不能入伍，求余诊治。自述胸闷胁胀，常喜嗳气，食欲不佳，疲乏无力，夜常思绪万端，难以入眠，二便调。查舌质淡边紫黯有散在瘀点，苔白薄滑，脉沉细弱，双下肢大腿内侧有片状紫癜。辨证认为系肝失条达，血络瘀滞，脾胃虚损，生化不足，气血两亏，气不摄血，血外溢络道发为紫癜。

治则：疏肝益气，补血化瘀。

处方：

柴胡 10g	白芍 18g	枳壳（炒）10g	黄芪 25g
当归 10g	三棱 12g	莪术 12g	白茅根 30g
炙甘草 5g			

水煎服，每日 1 剂，连服 30 剂。

患者服上方 7～8 剂后，下肢紫癜完全消失，食欲增加，四肢有力，精神好转，仍照医嘱坚持服药至 30 剂，诸症消失，查血小板增至 $8 \times 10^9/L$。于第二年体检合格，入伍当兵，现尚在部队服役，身体健康。

按语：紫癜一症，诸医者多责之于气血不足，气不摄血而用大剂归脾汤加三七粉、丹参、棕榈炭、生地等活血止血之品疗之取效，亦有谓之紫癜乃肾精不足，精不化血，阴虚火旺迫血而发者，用地黄汤之类滋肾阴、填精髓、撤虚火治之。鲜有用疏肝、益气、化瘀法者。考丹溪有诸证生于郁者，创六郁之说。《丹溪心法》："气血冲和，万病不生，一有怫郁，诸病生蔫，故人身诸病，多生于郁。"可见因情志不疏，气机郁滞，气郁日久可由气及血，发为紫癜。本例用仲景四逆散（柴、芍、枳、甘）疏气机、当归补血汤（芪、归）益气血，并加用三棱、莪术行血化瘀之品组方，具疏肝益气、活血化瘀之功。一方投之取效，乃贵在辨证施治也。

（2）肠痈

肠痈是指肠内产生痈脓而出现右少腹部疼痛拒按的病症。

痈脓的产生，乃气血凝滞不通之故。如《灵枢·痈疽》："寒邪客于经络之中，则血泣，血泣则不通，不通则卫气归之，不得复反，故痈肿。寒气化为热，热胜则腐肉，肉腐则为脓。"此为寒邪入侵经络，血滞不通，卫气不能反复循行，聚集不散而成痈肿。痈肿积久不散，可化热腐肉成脓。肠痈乃生于肠内之痈脓，寒温不调、喜怒不常、饮食不节、跌仆伤损、劳伤过度等因素皆可致大肠传化痞塞，湿热蕴积，气滞血瘀，聚积于肠管而发痈脓。肠痈者，肠生痈脓也。

"腑气以通为贵"，肠痈之治，当以通为主。仲景治肠痈以痈已成脓或未成脓而定当下不当下。《金匮要略·疮痈肠痈浸淫病脉证并治》："肠痈者……脓未成，可下之……脓已成，不可下也。"

后世医家又从脓已成和脓已溃而定轻重。如《外科正宗》："已成，小腹肿而坚硬，小便数而不利，六脉洪数者险。已溃，时时下脓，里急后重，日夜无度，疼痛不减者重。"

龚老在临床中运用理气活血、除湿清热法，选仲景"四逆散"方加减治肠痈，取得良好效果，予以介绍如下。

临证要点：开始时上腹或脐周隐痛，伴胃脘部不适、恶心呕吐，在数小时至一两天后，疼痛逐渐转向右下腹，此时右下腹有压痛或轻度反跳痛。热重则体温升高，腹痛较剧、口干渴、便秘、尿黄而少，舌苔微黄；湿重则身热不扬，头昏重，胸闷，恶心欲呕，腹胀，大便溏而不爽，尿黄而浊，舌苔白腻或微黄；气滞甚者则疼痛绕脐，恶心呕吐，痛点固定，有明显压痛，甚或可触及包块，大便正常或便秘，舌质正常或现紫色有瘀点。脉象，热甚则洪数，湿甚则濡数，气滞血瘀则弦涩。

治则：理气活血，清热除湿。

处方：

| 柴胡 30g | 白芍 30g | 炒枳壳 12g | 生甘草 6g |
| 广木香 10g | 黄连 6g | 炒川楝 18g | |

加减：热重者加败酱草 30g，红藤 30g；大便秘结者加生大黄 9g；湿甚者加薏苡仁 30g，冬瓜仁 30g。

验案举例

1969 年秋，我所参加的巡回医疗队到了四川省武隆县江口区文复公社。当时该公社炊事员何某，男，45 岁，突然脐周疼痛拒按，伴胃脘不适、恶心呕吐。数小时后，疼痛转向右下腹，并逐渐加剧，右下腹有明显压痛和反跳痛，体温高达 39℃，口干口渴，尿黄量少，倦卧于床，当日大便未行，舌苔黄腻，脉象弦数。医疗队中的西医们诊断为"急性阑尾炎"，主张立即手术治疗，但患者及家属坚决反对，要求用中药治疗。

治则：疏肝理气，活血，除湿清热。

处方：四逆散加味。

柴胡 30g	白芍 30g	炒枳壳 12g	生甘草 5g
黄连 6g	广木香 12g	川楝子 18g	败酱草 30g
薏苡仁 25g	冬瓜仁 30g		

急煎，日 2 剂，昼夜服。第 2 天疼痛大减，中药改为每日 1 剂，续 2 剂。3 日后疼痛完全消失，食欲尚欠佳，疲乏无力。第 4 天拟以柴芍六君子汤 3 剂善其后，1 周病愈。半年未见其病复发。

按语：此方治肠痈（阑尾炎）无论急性、慢性均可服。急性者日 1～2 剂，昼夜服，连服 5～7 天可痊愈；慢性者每日 1 剂，服 5～7 剂，症状可以完全缓解，但难根除，日后易复发，复发时仍可再服此方。本方系仲景"四逆散"加味而成。"四逆散"主治阳证热厥。《伤寒论·辨少阴病脉证并治》："少阴病四逆，其人或咳或悸，或小便不利，或腹中痛，或泄利下重者，此方主之。""热厥"是由热邪入里，阳气被郁而致手足厥逆，同时还可能出现脘腹疼痛，或泄利不畅、里急后重等症状，皆由气机不畅所致。因此，当用和解表里、疏理气机、调和肝脾之剂疗之。四逆散重用柴胡透热解郁，枳壳（实）下气泄热，一升一降，相互配合以和解表里、升清阳、降浊阴，重用白芍敛阴柔肝止痛，甘草和中益气、和肝脾，解疼痛。四药配合，能达解热止厥止痛之目的，四药皆性味平和无毒，乃疏肝理脾之平剂。再加败酱草、红藤等清热解毒之品增强其清解之力，为治肠痈之效方。

（3）风疹

风疹是一种局部皮肤或全身皮肤红肿发痒的发疹性疾病。西医称之为"荨麻疹"。中医认为本病是因感受风寒或风热兼湿之邪，或素体血虚所致。其临床表现是以皮肤出现散在性、大小不等、形态不同、瘙痒难忍的红肿块为主症。

风疹古代称瘾疹。《金匮要略》中有"风气相搏，风强则为瘾疹""邪气中经，则身痒而瘾疹"等记载。

临证要点：皮肤突然出现散在性、大小不等、形态不一的红肿块，且瘙痒难忍，其肿块中央色略白，红肿块可游走性地出现。舌质红苔白滑，脉细数。

辨证思路：因感受风寒，蕴蓄化热，或风热兼湿之邪，或邪毒（如天花粉、生漆等），或饮食生冷之物（如鱼、虾、蟹等），或食物不洁（如腐败之食物等），邪气与气血相搏，郁于肌肤，而发为风疹。或因素体血虚，血虚生内热，内热生风而发病。风为阳邪，善行而数变，故瘙痒难忍，肿块游走不定。

治则：补血凉血，疏风除湿。

处方：

当归 10g	赤芍 12g	生地 12g	玄参 15g
丹皮 10g	丹参 12g	麻黄 10g	连翘 12g
升麻 6g	茵陈 12g	泽泻 12g	

水煎服。

验案举例

张某，男，28 岁，工人。1967 年 9 月初诊。

邻居油漆家具，患者前往帮忙，并看煎熬生漆。时至中午，突然脸及手足暴露部皮肤起小红肿块，瘙痒难忍。下午 3 时许，其红肿块扩大成片，焮红灼热、瘙痒难忍，急来我院求治。龚师询问其病史，观其肿块，查其脉症，断为因生漆所致之"风疹"。

治则：补血活血，祛风除湿，清热解毒。

处方：

| 当归 10g | 赤芍 12g | 生地 15g | 丹皮 10g |
| 麻黄 10g | 连翘 15g | 赤小豆 30g | 升麻 6g |

　　　　茵陈 18g　　　　　泽泻 15g　　　　玄参 15g

2 剂。水煎服，日夜进 2 剂。

二诊：风疹块全消，已不作痒，效不更方，续投 2 剂清其余毒。

方解：此为四物汤合麻黄连翘赤小豆汤加减而成。方中当归补血和血，生地清热凉血、滋阴，赤芍凉血活血、祛瘀散肿，丹皮清热凉血、活血行瘀，玄参滋阴泻火解毒，丹参活血祛瘀、清血热，麻黄开腠理、散邪毒，升麻、连翘、茵陈、泽泻清热解毒除湿。全方共奏补血凉血、清热解毒、疏风除湿之功。此方还可加虎耳草 30g。龚师用此方治风疹，收效者甚多。

二、医话

1. 四诊概要

要对病人的病情做出比较正确的诊断，首先就要对疾病的发生、发展，以及治疗经过有一个认识过程。这个认识过程是医生通过自己的口、眼、耳、鼻、手去诊察病情，也就是我们通常所说的望、闻、问、切，中医称之为"四诊"。

"四诊"应从病人的实际情况出发，通过对病人身体病变的各种现象进行调查，找出病变的本质，才能做出正确的诊断，决定治疗原则，再通过临床实践，检验疗效。一个复杂的病症，往往要通过实践、认识、再实践、再认识，不断总结提高才能找出的主要病因和病机，然后运用中医的理法去进行归纳分析、辨证施治，这样才有可能取得较好的疗效。

（1）望诊

什么叫望诊？汉代名医张仲景在《伤寒论》一书原序中说："余每览越人入虢之诊，望齐侯之色，未尝不慨然叹其才秀也。"越人指的是战国时期名医扁鹊，入虢之诊，望齐侯之色，指的是扁鹊给彼国的太子和齐国侯王诊病，都是着重看了面部的神色。张仲景又说："明堂阙庭，尽不见察，所谓窥管而已。"明堂，指的是鼻；阙，指的是眉间；庭，指的是颜面。（见《灵枢·五色》）颜面的颜色要润泽，"赤欲如白裹朱，不欲如赭；白欲如鹅羽，不欲如盐；青欲如苍璧之泽，不欲如蓝；黄欲如罗裹雄黄，不欲如黄土；黑欲如重漆色，不欲如地苍"（见《素问·脉要精微论》），就是说五脏六腑没有疾病，面部的颜色就表现润泽，有病就表现晦涩。

表证，除面部表现赤色以外，没有其他颜色表现出来。里证，必须着重望面部的气色。所以先要辨清一年四季的正色（无病的颜色），即春天色青、夏天色红、秋天色白、冬天色黑、长夏色黄，颜色润泽而不晦滞，便是常人之色。而患病之人，依病的部位、轻重，以及寒、热、虚、实，在面部都会有所表现。故《灵枢·五色》曰："青黑为痛，黄赤为热，白为寒。"在《金匮要略》中有一段关于气色的论述，是值得我们研究的。他说："鼻头色青，腹中痛，苦冷者死；鼻头色微黑者有水气；色黄者，胸上有寒；色白者，亡血也；设微赤非时者死。……又色青为痛，色黑为劳，色赤为风，色黄者便难，色鲜明者有留饮。"

所谓气色，乃五脏六腑的精华，藏于内为气，现于外为色。有病之人面上气色如何？以望鼻部作为例子。鼻头色青的为寒凝气滞，主腹中痛，如再加上怕冷，那病就更重了，若治疗不及时，可能致死；如果鼻头出现微黑色为内有水气；鼻头色黄是胸中有寒邪；鼻头色白为失血；假使赤色不见于春夏，反见于秋冬，是不该见的时候，所谓"非其时色脉"主重病，如治疗不当也可能致死。还有肺痨往往两颊泛红如桃花色，肝硬化晚期和肺痨晚期均可出现面色黧黑，等等。因此，医生必须注意"察颜观色"，以助诊断。

面部望诊，不仅要看病人面色的变化，更重要的在于观察面部的神气如何。《素问·移精变气论》曰："得神者昌，失神者亡。"清·陈士铎曰："色暗而神存，虽重病亦生；色明而神夺，虽无病亦死。"清·喻嘉言《医门法律·望色论》云："察色之妙，全在察神，血以养气，气以养神。"神乃人体生命活动现象之总称。故察神可定疾病之轻重，判病变之吉凶，这是古人在长期临床实践中得来的宝贵经验。

望诊不仅要看病人面色的变化，而且还应观察全身皮肤颜色的变化。例如天行黄疸，病人不仅巩膜黄染，而且全身皮肤也是发黄的。黄疸又有阳黄阴黄之分，若湿从火化，熏蒸遏郁，肝胆气机失于条达，则身目俱黄，其黄如橘子色者，称为阳黄；若湿从寒化，皮肤色如熏黄，其色晦暗，称为阴黄。还有久病脾虚之人，其皮肤色黄而浮肿的为血虚之故也（目睛不黄）。皮肤之望诊除注意皮色的异常变化外，还应着重观察其有无水肿。水肿亦有阴水阳水之分，凡起病急，头面肿甚，其肿由上向下发展，并口渴、尿赤、脉数的多为阳水肿；病程较长，下肢肿甚，其肿由下往上发展，并口淡不渴、大便溏稀、脉沉迟细弱的多为阴水肿。还有斑疹、丹疹、白斑、痈疽、疔疖、紫癜等，皆属皮肤望诊的范畴，紫癜多为脾不统血，斑疹多系血热迫血外溢。

望二便：大便要"察形观色"，黄净而干湿适中成形者为正常；色黄形如糜状是肠中有热；大便泻下如水状，其中夹有未消化的食物（完谷不化）是脾肾虚寒；肠鸣而泻，稀粪或如清水，兼有泡的是风泻；便燥结难行者为肠胃有热或肠胃津液不足的表现。肠胃热结者多属阳明腑实，必兼有口干渴，舌苔黄黑而燥，甚则起芒刺，脉弦数等症状。若系津液不足的便秘，必兼皮肤干燥、唇红、舌赤少津、脉细弦数等症，老人及妇人产后便秘者多属此类。大便下血应察血之颜色及血与便之先后。见血黑如漆，混与便行者为远血，或称"脏毒下血"；先血后便或便后鲜血点滴而下者为近血，多系肠风下血。

察小便：以尿清长为正常。尿清长且量特多的多为中气不足；排尿不净或尿后滴沥，且夜尿频繁的多为肾气虚衰，常见于老人；尿色黄者多为膀胱湿热；尿频、尿急、尿痛的多为淋证。尿如脂膏的是膏淋；尿中夹有砂石的是石淋；尿频、涩痛，甚至尿血的是血淋。男子尿后流白物者多系白浊；尿如米泔者多为下焦湿热；少腹胀满、小便点滴难行者多为癃闭；纯尿血者多为热在下焦，或心热下移小肠等。

望痰色：查痰之颜色和稀稠度。以稠而浊的为痰，稀而清的为饮。色白多泡沫的为风痰，多系风寒束肺之疾；咯痰稠黏，呈黄绿色的为热痰，多系热邪迫肺之证；咯痰色白质稠，且兼泡沫的为湿痰，多系脾湿上泛之痰饮。

望舌：诊察舌质和舌苔，也是望诊极为重要的环节。尤以六淫为病，舌质与舌苔的变化更为明显。舌质红赤为热为实；舌质淡嫩为寒为虚；舌质青紫为有瘀血；舌红光绛无津为阴虚有热；舌质淡嫩多津为阳虚有寒。舌苔白薄滑润为寒；白腻多津为寒湿；白垢如豆渣者往往有宿食积滞；白苔燥热兼有汗多口渴为肺胃气分实热；舌苔黄腻为有湿热；黄燥兼有大便秘结为肠胃实热；阳明腑证往往出现黄黑燥苔；甚则出现芒刺；黄苔润滑多津为下焦有水湿。舌苔黑燥为热为实；黑润为寒为虚，此足少阴肾经病变的现象。舌色发蓝是气血两亏的 重证，多在危重病时出现；舌色蓝有苔的为胃气尚存；舌色蓝而光亮如镜面的为胃气已败，预后多不良。舌质呈灰色或舌苔出现灰暗，往往是阴寒里证；外感夹阴证也可见灰苔，是阴在内，虽有热象，仍为阴寒。但若舌苔灰黑干燥而不润者是热伤阴液或阴虚内热，不可一概认为是内寒证。总之，舌苔除集中反映肠胃病变外，表里寒热虚实阴阳在苔质上也有所反映。表病初期往往不现舌苔，也有里病不现舌苔的，这点当医生的应当注意。

（2）闻诊

闻诊包括听声音和嗅气味两个方面，前者是听病人的语言、呼吸、咳嗽等；后者是嗅病人的口气、汗液、大小便及妇人带下等排泄物的气味，以辨别其寒热虚实。

识别声音：应辨明五脏正常的声音与病变的声音。声音发于五脏，声音贵长，长则五脏之气旺盛；声音忌短，短则五脏之气不足。声音贵明，明则神足；声音忌低，低则神不足。声音贵壮，壮则精足；声音忌细，细则精不足。声噪为阳有余、阴不足；语迟为阴有余、阳不足。声音明朗为气盛，清秀为血盛；明朗清秀为气血皆盛，此健康无病之声也。声出如在瓮中，乃湿蕴于内的表现；语声急促，乃气盛血衰的表现。言微断续是夺气，语声啾细是夺血。声如裂帛者是火刑于肺；声如破竹是肝气乘肺之象，因金损不鸣，故声若破竹。言谈先高后低是中气不足；发音有头无尾是肾气大衰。语无伦次是心阳已衰之象；语声寂寂是病在肝肾之象。声音中带有悲伤之感是心肺皆损之象；语句不能接续是肺肾两衰之象；语声重复是神志大虚之象。病重忽见声高，乃元阳上越欲脱的危象；久病突然声哑乃三阳之气将竭的危象。病见声高气粗为阳气盛，声小息微是正气衰，语声呢喃是精气被夺，声音战栗是邪正相争。细语书空，阴癫失志；高歌妄笑，必为阳狂。阴虚阳亢者，声高而音短；阳气不足者，声低而细微。暮则谵语为热入血室；狂呼妄语为邪入心包；妄目骂詈，乃脾胃阳气过盛。鼻内呻吟是肝胆郁气已深；言语时唇吻颤动是肝风内扰、阳明络脉虚损的现象。发音时耳有应声是水不涵木、肝胆气逆的现象。言谈时牵痛胸膺是膻中气机不畅的现象。发音时头额胀痛是厥阴上干阳明的现象；发音时舌强不灵是手少阴心经气机失调的现象；发音时巅顶作痛是足厥阴肝经之气上逆的现象。病已深沉，音浊而哕。脉弦绝者，声败且嘎，嗖嗖连声，出自胃口；格格上逆，病在膈间。呼吸短促有力、气粗声高多见于急性热病，属实证；呼吸微弱、气短声低，每见于慢性寒病，属虚证。呼吸急促，甚至张口抬肩者为喘；呼吸急促，喉间有哮鸣声音为哮。暴咳而声嘶为肺实，久咳声哑为肺虚。咳嗽痰黏稠难出者多为肺热，咳嗽痰稀而多者为痰饮；咳嗽阵作，咳声连续，面红耳赤，痰少而黏稠者为顿咳，或曰鹭鸶咳（百日咳）。

辨口气：口出气较热，臭味难闻者为热证、实证；口淡，出气无臭味者为寒证、虚证。口出气带腐秽或酸臭，并兼脘腹胀痛或呃逆、恶心呕吐等症者为宿食停滞。

嗅汗气：汗出酸臭者属温热病；汗出臭秽者属瘟疫病；汗出如尿臭者，并见皮肤发痒、小便量少、肢体浮肿，要考虑为阴水肿（尿毒症汗多，身上发现尸臭气，并昏迷不知人事者，往往为湿热重证之危象；出冷汗者多属寒证虚证。

医生对病人解的大小便不要怕脏怕臭，一定要辨别寒热虚实。如大便有酸臭气，兼脘腹胀痛、胃纳欠佳、嗳气矢气的为胃肠积滞；如大便腥臭，带有黏液的是脾肾阴虚之泄泻（肠炎）；若带有脓血，里急后重的是痢疾，属热证实证；如大便稀溏而腥是肠胃虚寒；如大便完谷不化，无腥臭气是脾肾大虚大寒之证；如矢气奇臭是内有食积，等等。小便色黄量少臊臭为热证实证，如小便臊臭混浊为膀胱湿热；小便次数多、量也多、不黄不臭者为命门火衰不化水湿之证；小便清长、微有尿臭气为正常现象。

妇人带下又称白带。白带色黄黏稠有臭气的为湿热下注；白带稀薄为下焦寒湿；白带量多且有恶臭者，常见于崩漏（癌肿）。

（3）问诊

问诊可了解病人的自觉症状，以及疾病的发生、发展和治疗情况，它是"四诊"中极为重要的环节。

问诊要掌握主次，有的放矢，要启发病人说话，首先要抓住病人自觉最痛苦的症状，然后围绕其主要症状深入询问，对病人的既往史、生活习惯、饮食爱好、家族史等也要了解，以供辨证时参考。

历代医家将问诊的要点归纳成"十问歌"。即"一问寒热二问汗，三问头身四问便，五问饮食六胸腹，七聋八渴及睡眠，九问旧病十问因，再兼服药参机变，妇女须问经带产，小儿痘疹是否见"。

总之，医生问病要详尽仔细，切不可疏忽大意。例如头痛，要问明痛在何处？如痛在额部则为阳明经头痛，两侧头痛为少阳经头痛，巅顶头痛为厥阴经头痛，后脑连接项背疼痛为太阳经头痛，这是根据经络循行的部位进行辨证的。"头为诸阳之会"，许多疾病都能引起头痛。如头痛时发热怕冷多属外感头痛；头时痛时止、眩晕多属内伤头痛；一侧头痛多属内风或血虚；头部受伤后经常出现疼痛多属瘀滞。白天头痛，疲劳时加重多属阳虚；午后头痛多属阴虚。头疼眩晕、目赤口苦多属肝胆火盛；头闷痛重胀如裹多属湿邪上犯等。

又如病人发热怕冷多属外感表证。医生必须问明是发热多，还是怕冷多。发热多、汗出、脉浮数者多属风热表证；寒热往来，兼有口苦咽干、欲呕、头晕目眩、脉弦者多属半表半里证。午后潮热、五心烦热者多属阴虚之证；怕冷而不发热、舌淡苔滑、大便稀溏、小便清长者多属久病阳虚之证等。

又如病人喜饮，医生必须问明喜冷饮还是喜热饮，饮水多还是饮水少。大渴大饮，且喜冷饮，汗多、脉洪大者多属肺胃气分燥热之证；喜热饮，饮量不多，兼见苔滑、脉微、纳呆食少者多属里寒之证等。

以上例子说明，询问病人的病情一定要抓住主证和兼证，对证下药，才能取得较好的疗效。

（4）切诊

切诊包括诊脉和按诊两个部分。诊脉，分寸口、人迎、趺阳三个部位。人迎脉在颈部动脉处，趺阳脉在足背动脉处，寸口脉是太阴肺经之脉，在腕部桡动脉搏动处，乃脉之大会，故诊脉以寸口为主。《素问·经脉别论》云："食气入胃……经气归于肺，腑精神明，留于四脏，气归于权衡，权衡以平，气口成寸，以决死生。"故手太阴之脉为五脏六腑脉气之大会。今之切诊独取寸口，原因就在于此。

三部九候的说明：常用诊脉法，分为三部九候。三部：一曰寸部，二曰关部，三曰尺部。具体来说，桡骨茎突为关部，关前一指为寸部，关后一指为尺部。九候：寸、关、尺三部皆有浮、中、沉三个候法，三三得九，故曰九候。端正病人手腕，与胸平直，然后聚精会神，用手二、三、四指端触病人脉搏名曰候。开始轻按以候浮脉，继则稍稍重按以候中取脉，再重按在筋骨之间以候沉脉。浮为阳病阳脉，沉为阴病阴脉，不浮不沉为中取和平之脉。这是辨别表里、寒热、虚实、阴阳的诊脉法。左寸脉以候心与小肠，左关脉以候肝与胆，左尺脉以候肾与膀胱；右寸脉以候肺与大肠，右关脉以候脾与胃，右尺脉以候命门与三焦。这是脏腑辨证的诊脉法。上以候上，中以候中，下以候下，就是说寸脉候上焦（膈至胸为上焦）的疾病，关脉候中焦（脐至膈为中焦）的疾病，尺脉候下焦（脐以下腹腔为下焦）的疾病，这是三焦辨证的诊脉法。

　　脉的数目，各家描述不尽相同。从历代脉象记载来看，有代表性的是《内经》《伤寒论》，以及晋代王叔和的《脉经》、明代李时珍的《濒湖脉学》、清代周学霆的《三指禅》等论著，有二十一、二十三、二十四、二十七脉之分；目前常用的是李士材的二十八脉，虽较繁冗，然而逐部言病，也大费苦心，初学者不可少也。还有"十怪脉"，亦为病情危重时所常见。现将二十八脉和十怪脉名列于后，详细论述见于中医基础理论各书，这里就不赘述了。

　　二十八脉的脉象：①浮脉：脉浮在表，轻按即得。②沉脉：脉沉，重手按至筋骨乃得。③迟脉：脉跳较慢，一息三至。④数脉：脉跳较快，一息六至。⑤滑脉：搏动流利，如珠走盘中。⑥涩脉：脉来滞涩，极不流利。⑦虚脉：迟大而软，按之空虚。⑧实脉：浮沉皆得，长大带弦。⑨长脉：脉长超过本位。⑩短脉：脉短不足本位。⑪洪脉：浮而有力。⑫微脉：浮取极细而软，沉取若有若无。⑬紧脉：数而弦急。⑭缓脉：均匀缓和，一息四至。⑮弦脉：脉直而长，如按琴弦。⑯芤脉：芤脉中空，浮而无力。⑰革脉：浮取弦急，重按中空外坚。⑱牢脉：沉而有力，实大弦长。⑲濡脉：浮而迟细，按之无力。⑳弱脉：迟而无力，按之欲绝。㉑散脉：脉浮而大，涣散不收。㉒细脉：脉细如丝，始终不绝。㉓伏脉：著骨始得。㉔动脉：数见关中为动。㉕促脉：脉数，时而一止为促。㉖结脉：脉迟，时而一止为结。㉗代脉：脉缓，时而一止有定数。㉘疾脉：脉快，一息七至。

　　十怪脉的脉象：①雀啄：脉急而数，脉律不齐，止而复跳，如雀啄食之状。②屋漏：脉来极慢，很久一跳，如雨后屋漏滴水之状。③弹石：脉沉实，促而坚硬，有如用指弹石之感。④解索：脉跳忽疏忽密，脉律散乱如解索之状。⑤鱼翔：脉在皮肤，似有似无，如鱼翔之状。⑥虾游：脉如虾游水面，忽然一跳。⑦釜沸：脉浮数之极，如水之沸腾，息数俱无。⑧偃刀：脉弦细紧急，如手触刀刃，息数无准。⑨转豆：脉如豆转，来去捉摸不定。⑩麻促：脉急促凌乱，细微至甚。十怪脉多见于临终之前。凡见此类脉象，预后均属不良。

　　切脉一途，不离"阴阳"二字，要诀不出浮、沉、迟、数、有力与无力上。浮而无力为虚，浮而有力为洪，沉而无力为弱，沉而有力为实，迟而有力为滑，迟而无力为缓为涩，数而有力为紧为弦，数而无力为芤，浮迟为表虚，沉迟为里寒，浮数为表热，沉数为里热。切脉一事，明于书未必明于心，明于心未必明于手，所谓"胸中了了，指下难明"。四总脉以浮、沉、迟、数为纲，再从四脉的有力无力分出虚、实、洪、弱等十种脉象。这样以纲带目，从简到繁，先易后难的切脉方法，初学脉诊之人容易掌握。

切诊要进一步研讨，必须了解以下几个环节。

第一，呼吸与脉的关系。呼吸与阴阳、五脏六腑有关。液为阴，气为阳，互相配合；天主呼，地主吸；心肺在上主呼为阳，肝肾在下主吸为阴。有呼吸才有脉的搏动。《素问·平人气象论》曰："人一呼脉再动，一吸脉亦再动，呼吸定息脉五动，闰以太息，命曰平人。平人者不病也。"这是无病的脉象。

第二，现在我们诊脉是"独取寸口"。寸口为手太阴肺经之脉，五脏六腑之脉皆朝于肺，故诊脉以寸口为代表。

第三，阴阳脉分为三组。①手足三阴之脉为阴脉，手太阴肺脉与足太阴脾脉合，手少阴心脉与足少阴肾脉合，手厥阴心包脉与足厥阴肝脉合；手足三阳之脉为阳脉，手阳明大肠脉与足阳明胃脉合，手太阳小肠脉与足太阳膀胱脉合，手少阳三焦脉与足少阳胆脉合。三阴三阳之脉在六气中互相调节，此属三阴三阳经络脉系。②五脏为阴，六腑为阳，阴阳交合，互相调节，此属营气行脉系。③从左心走的为阴，从右心走的为阳，左为人迎，右为寸口，左手主血，右手主气，此属少阴脉系。

脉象一般反映人体的疾病与健康状况，其变化除与疾病直接相关外，还受生理条件、环境改变、气候变化等影响。因此，切脉后对所得脉象如何进行估价、与疾病关系怎样，这点很重要。

生理情况下脉象的变化：①饭后脉较有力，酒后脉多数而有力。②剧烈运动后脉多洪数。③体力劳动者脉多大而有力。④久经锻炼的运动员和世居高原的人，脉多迟而有力。⑤肥胖的人脉多沉细。⑥消瘦的人脉多浮大。⑦妇人脉多细弱，但月经期可变洪大，妊娠期可出现滑数之脉。⑧老年人因血管硬化，脉多变硬。

气候对脉的影响：脉与气候的关系至为密切，前人早有论述。一般认为春脉弦、夏脉洪、秋脉毛（浮细）、冬脉石（沉）。这就是说，由于气候变化而四季中正常人的脉象各有不同；一天之内早晚气候的不同，脉象也随之发生变化。

脉象与疾病的关系：①兼脉：一种脉象可见于数种疾病，如弦脉既见于肝病，又见于痛证。此外，一种病也可见几种脉象，如寒证既可见迟脉，又可见紧脉。在病理情况下，两种以上的脉，只要不是完全相反，都可组成兼脉，如浮紧、沉迟等。相反的脉如浮脉主表、沉脉主里，浮沉二脉就不能组成兼脉。常见的兼脉有浮数、浮紧、浮缓、浮洪、浮滑、沉迟、沉紧、沉细、沉弦、沉弱、洪数、细数、弦滑、弦紧、微弱等。②脉证顺逆问题：在临床实践中，脉象既可与症状一致，也可与症状相反，二者一致时为顺，相反时为逆。如急病见浮、洪、数、实等脉为顺，说明邪气虽盛，但正气足以抗邪；久病见沉、微、细、虚等脉为顺，说明正气已衰，但邪气不盛；久病见浮、洪、数、实为逆，说明正气已衰，而邪气不退。凡脉象与病症不符，预后多不良，故为逆。③以症测脉与以脉测症：以症测脉是根据患者出现的症状，预测可能出现的脉象；以脉测症是根据患者出现的脉象来判断有那些疾病存在。例如，患者主诉两胁痛、胸脘胀闷、嗳气等症状时，切脉要估计到出现弦脉之可能，这就是"以症测脉"；又如切到洪数有力之脉，说明有实热证存在之可能，问诊时应注意到有无高热、烦渴、大汗、腹满、便秘、尿黄等实热症状，这就是"以脉测症"。④舍症从脉与舍脉从症：在疾病的发展过程中，经常出现假象，此时脉象与疾病的症状总有一真一假，必须仔细地进行区别，以便取舍。"舍症从脉"用于患者病情出现假象之时，此时症状不明显，但脉象比较典型，即可舍症从脉。例如，病人脉象浮紧或浮缓，浮为表证的表现，但症状出现大便不畅，这就必须舍症从脉，先解表邪，不可用泻下药，下之为逆。"舍脉从症"用于症状反映疾病的本质，脉象反映疾病的假象之时。因此，在诊断治疗时以症状为主，这就叫舍脉从症。例如，病人患湿热，出现舌苔厚腻微黄、大腹胀满、身体疲重困倦、大便不实、小便色黄不畅等症状，但脉象不是濡涩或弦滑，而是因脾为湿困，中焦气机升降失调，脉象出现微弱无力，这是脉虚症实。因此，在诊断治疗时应以症状为主，必须舍脉从症。总之，结合四诊全面考虑，以求符合实际。

关于小儿的切脉问题：五岁以上渐可切脉。一般用拇指遍诊三部，分辨脉的强、弱、缓、急即可。以强为实、弱为虚，缓为正、急为邪。

小儿之脉较成人为快，一息六至为平脉，一息四至为寒，一息八或九至为热。再根据脉的有力无力决定虚实，有力为实、无力为虚。

附：小儿指纹

三岁以下的小儿因切脉不准确，其皮肤嫩薄，指纹易于显现，故可用望指纹来代替切脉以判断病情。但仍应结合"四诊"进行综合分析，确定诊断和治疗原则。

（1）指纹分三关，食指近掌心的第一节为风关，第二节为气关，第三节为命关。观察指纹时，医生以左手握患儿食指，以右手拇指沾水由命关推向气关及风关，多推几次，以便观察。

（2）指纹有颜色及形态的改变，以色泽改变的意义较大，可反映出疾病的表里、寒热、虚实。指纹浮为病在表，沉为病在里；色红为寒，色紫为热；色淡为虚，色滞为实；色青为风，色青紫为食积；色黑则病情危重。

（3）指纹见于风关则病轻易治，至气关则病邪正盛，至命关则病重。若指纹由三关延伸到指端时名"透关射甲"，预后多不良。

辨指纹的要点是"浮沉分表里，红紫辨寒热，淡滞定虚实，三关测轻重"。

总之，脉象除"十怪脉"为危重病象外，至多不过20余种。而疾病的治法，或治三阴，或治三阳，或治五脏，或治六腑；病因于内者，先治其内，后治其外，病因于外者，先治其外，后治其内；病在表者汗之，病在里者下之，病在胸者吐之；病有虚有实，当补当泻；病有寒有热，当温当清；病有表有里，当汗当利。治法如此繁多，不一而足。病的类别，有风、寒、湿、燥、火、热六淫为病，有肉、皮、筋、骨、脉五运为病，或病形，或病气，或病营，或病卫，或为新病，或属痼疾，人身疾病如此之多，候病的脉象如此之少，岂能只凭脉诊包罗万象。因此，必须用望、闻、问、切四诊综合分析，辨别诸病，用表、里、寒、热、虚、实、阴、阳辨证施治。《灵枢·邪气脏腑病形》："说见而知之，按而得之，问而极之……此亦本末根叶之候也……故知一则为工，知二则为神，知三则神且明矣。"这说明了"四诊合参"极为重要，绝不可截然分割。病在经、在络、在脏、在腑、在上、在下、在中、在前、在后、在左、在右、在气、在形，或癥或瘕，或虚或实，或表或里，或寒或热，或阴或阳，均有色可见，有音可闻，详询病情，参考脉象，从而做出正确诊断，辨证施治。

（5）四诊体会

有的病人就诊时不提供病史，而要医生单凭脉象来谈其病情，并认为这样不了解病史，片面地根据脉象议论一番的医生"高明"。也有一些医生为了迎合病人的心理，诊病时不重视询问病情，切脉后根据自己的实践经验，对病情大肆渲染一番，把实践中得来的认识简单地归功于切脉，炫耀病情由脉中切出。这两种做法都是片面的，也是不正确的。夸大切脉，不"四诊合参"，是不对的；但认为切脉不易学习，难于掌握，可有可无，也是不对的。至于五脏在寸口脉的分属问题上，虽然有左手寸、关、尺代表心、肝、肾，右手寸、关、尺代表肺、脾、命门的划分，但不必过强调。实际上，如果患者不提供病史及症状，很难单凭脉象来准确指出病在何脏何腑。正如《素问·征四失论》所说："诊病不问其始，忧患饮食之失节，起居之过度，或伤于毒。不先言此，卒持寸口，何病能中？"所以必须"四诊合参"来辨证施治，才能减少差错。前人把切脉列于四诊之末，其义可见。历代医家对切脉积累了大量丰富的资料，但限于历史条件，有许多东西需要用现代科学技术进一步探讨，不断总结提高。

四诊合参的诊察方法，四诊也不完全并列。经云"望而知之谓之神"，切重望诊，我有不同的看法。望诊是以观察病人的颜面神色为主，要临床经验极为丰富的医生才能掌握，初学医的人"望而知之"是办不到的，即使临床经验较多的医生也是难以办到的。问诊是从病人的自觉症状，疾病的发生原因、发展经过和治疗情况进行了解，搜集辨证资料的重要方法，是"四诊"中的首要环节。切诊是中医学宝贵财富之一，前人对此有丰富的实践经验。几千年来，利用这一简单而行之有效的方法，与望、闻、问三诊密切结合，对指导临床实践也是极为重要的。脉诊是不容易掌握的，只有通过多接触常人脉与病人脉，多诊脉，多体会，不断实践，不断总结经验，提高认识，即"实践、认识、再实践、再认识"，才能达到"炉火纯青"的境界。因此，我认为"四诊"应以问诊为主，问诊务求详尽，切诊不是可有可无，而闻诊、望诊并非不重要。也就是说，四诊不能并列，首先以问诊为医学入门的阶梯，然后逐步深入，务求很好地应用四诊辨证施治，提高医疗效果。

四诊是中医学的一整套对疾病的检查方法，自成体系。是辨别疾病的表里、寒热、虚实、阴阳的辨证方法。每一个病都有寒热虚实。例如，急性乳痈有因热毒蕴结而用仙方活命饮清热散结治愈的，也有因寒凝气滞而用葛根汤加味散寒治愈的。

2. 谈《伤寒论》的学习

学习《伤寒论》首先要解决一个认识问题。有人说,《伤寒论》是后汉张仲景所著,距今已 1700 多年,是过时的、无现实意义的医书了;只有由明清两代发展了的温病学说才有现实指导意义。关于伤寒和温病的问题,从寒温学说的源流来看,伤寒学说是温病学说的基础,温病学说是伤寒学说的发展,它们是一脉相承的。从寒温学说的内容来看,虽然伤寒六经和温病三焦、卫气营血的辨证论治各有其特点,不容混淆,但它们又都属于外感病的范畴,是一类疾病中的两类证治,显然是相得益彰的。如伤寒学说详于表里寒证治法而重在救阳,温病学说详于表里热证治法而重在救阴。分开来各有缺陷,合起来便成完璧。

《伤寒论》是中医的经典著作之一,古经皆有法无方,至《伤寒论》出,经始有法有方,是辨证施治的典范,是学习中医的基础。只有学好《内经》《神农本草经》及伤寒学说、温病学说才算是打下坚实的基础,再加以积累丰富的临床经验,才算得上是有真才实学的一流中医。

怎样学习《伤寒论》?这个问题不好回答。各人有各人的要求和不同的看法,不能强求一致。这里仅就个人的体会谈几个问题,供学习者参考。

(1)先要明确学习目的

有人说为了熟悉六经辨证,充实基础理论,有人说为了更好地掌握本论汤方,提高疗效;也有人说是为了晋升考核。以上都属"学以致用"。除此以外,还要加一条更高的目的和要求,即通过对《伤寒论》的学习,从中找出一些规律性的东西,为中医现代化探索途径。

(2)伤寒是什么病

伤寒者,顾名思义,乃伤于寒邪之谓。风为百病之长,寒之入客常假于风,故《伤寒论》通篇所述者,皆风寒之证治也。然而,《难经》说伤寒有五:"有中风,有伤寒,有湿温,有热病,有温病。"《素问·热论》说:"今夫热病者,皆伤寒之类也。"清代名医王孟英说:"五气感人,古人皆谓之伤寒,故仲师著论,亦以伤寒说之,而条分中风、伤寒、温病、湿、喝五者之证治。"我认为《难经》本《素问·热论》而广其义提出伤寒有五;仲景勤求古训,博采众方,本《内》《难》而有所发展;著述《伤寒论》是对风、寒邪气为病的辨证施治,这是狭义的伤寒,而不是泛指"伤寒有五"的广义伤寒。仲景在《伤寒论》中提出温病、湿、暍之名而一笔带过，而王孟英提出《伤寒论》为中风、伤寒、温病、湿、暍五者之证治，这一说法是值得商榷的。

（3）《伤寒论》有什么实用价值

《伤寒论》和《金匮要略》总称为《伤寒杂病论》。《伤寒论》是对外感病（包括某些感染性发热疾病）诊治经验的专著，是中医学的第一部临床专著，是中医辨证论治的基础。它把《内经》理论应用于临床实践，以"六经"作为外感病的辨证纲领，将"八纲"具体化；把"八法"具体应用于临床；立方严谨，用药配伍有度，为后世方剂学奠定了基础。仲景的学术思想，继承和发展了《内经》的基本理论，具有朴素的辩证法观点，因而对中医学做出了承先启后的重大贡献。

但是由于历史条件的限制，它还有许多不足之处，如药物发现不多。当时的药物学专著《神农本草经》，仅收载药物365种，但在《伤寒论》的113方（佚一方）中所用的药物一共82种。由于当时药物发现不多，因而也给仲景的临床实践带来了一定的局限性。《伤寒论》成书于汉末，文字深奥，条文前后交错，有时出现错简，文义不符，甚至有明显的文字错讹；有的条文说理难通，值得怀疑，等等。又如病例观察不够系统，并且，当时某些唯心派的学术思潮对仲景也有一定影响，因而它的学术理论体系也不是完整无缺的。我们应当用历史唯物主义的观点去对待它，扬长避短，继承发扬，正是我们这一代中医要做的工作。

（4）学习方法

《伤寒论》的白文和注本，都是学习本论的重要而又宝贵的资料。白文（即原文），言简意赅，研读白文，既可以全面地探索原书的精神实质，又利于背诵记忆，便于临床应用。白文的种类，目前通行的版本有两种：一是金代成无己的注本，即《注解伤寒论》；一是宋镂治平（1065）本，即高保衡等的原校本，该本已佚，目前国内通行的是明代嘉靖间汪济明、赵开美照高氏的原校本所制之复刻本。总之，宋金时代的原刻《伤论寒》已不易见，能见到的都是明刻本。但两者相较，成氏注解本已渗进许多己见，又经辗转翻刻，出入甚多；高校本虽是赵氏复刊，而赵氏是依照原书复制的，可能逼近于治平本原貌。1955年，重庆市中医药学会编注的《新辑宋本伤寒论》，据赵刻本并参阅有关著作进行了校勘，是学习本论原著较简便而实用的一本书。

注本，从宋金时代成无己《注解伤寒论》起，至今有数百家之多（据曹炳章的《历史伤寒书目》载有 450 种；汪良寄的《伤寒书目》则有 500 多种）。注家虽多，各有各的见解和发挥，但其编注方法不外两种：一是根据原文注释的，如《医宗金鉴·伤寒论注》、陈修园《伤寒论浅注》等。一是将原文归类注释的，①以证归类：如成无己的《伤寒明理论》，沈金鳌的《伤寒论纲目》等；②以方归类：如柯韵伯的《伤寒注》，徐洄溪的《伤寒类方》等；③以法归类：如喻嘉言的《尚论篇》，尤在泾的《伤寒贯珠集》等。选择性地阅读一些《伤寒论》的注本对学习《伤寒论》和启发思路很有必要。因此，在精读白文之后，选读注本，也是学习本论的重要一环。

白文首先要熟读。仲景著《伤寒论》，前后连贯，可谓一气呵成，学习者必须前后照顾，不能割裂经文，断章取义，或前略后详，或详此略彼，或详证略方，或详方略证，所以要上下互勘，前后对比。白文，由于年代久远，受历史条件限制，某些条文难免存在一些问题。为此，首先不能不区别主次，必须实事求是，阙者存疑，不强作解；其次，应该注意辨证施治的原则性和灵活性，理法方药统一性和科学性；再次，要多分析对比，汇类归纳，联系实际，加深理解。总之，熟读白文，可以体会到仲师往往在紧要处自作解释。有的条文能使人豁然领悟，真是越读越有味，越读越觉得引人入胜，学有所得。因此，熟读白文要花最多的工夫，不得浅尝辄止。阅读注本，张石顽说："仲景书不可以不释，不释则世久而失传；尤不可多释，多释则辞繁而易乱。"的确伤寒注本达数百种之多，各从其说，流派辈出，足以使人纷乱，莫衷一是。上述八部注本是较好的、有一定价值的代表作。如能联系实际，深入研究，发挥独立思考，必然能从中得到启示，对学习白文、加深理解是有帮助的。此外，近代中医药高等院校编著的《伤寒论讲义》《伤寒论译释》《伤寒论选读》等，多数经过集体讨论，注释中肯，有的还选录了历代名医注释或病案例证，是较好的参考资料。

3. 论肺系疾病的治疗

（1）咳嗽

咳嗽是临床常见的一种症状，为肺系疾患的主要证候之一，极大地危害着人们的健康，故素为医家所重视。

咳与嗽古人认为具有不同的含义。如元·朱丹溪《活法机要》："咳谓无痰而有声，肺气伤而不清也。嗽谓无声而有痰，脾湿动而有痰也。咳嗽是有声有痰，因伤肺气，复动脾湿也。"而我们临床所见，咳与嗽是不可分割的。咳嗽是一种保护性的反应。因肺为娇脏，主司呼吸，只容得清气、正气，不能受纳浊气、邪气。若浊气、邪气干之，则清气的升降出入必受影响，故必咳嗽。正如陈修园在《医学三字经·咳嗽》中说："肺为脏腑之华盖，呼之则虚，吸之则满，只受得本脏之正气，受不得外来之客气，客气干之，则呛而咳矣；亦只受得脏腑之清气，受不得脏腑之病气，病气干之，亦呛而咳矣。"有痰必经咳方可排出，无痰、无邪气扰于呼吸道，就不必咳了，嗽之先必咳，咳之后多嗽，故多以咳嗽并称。

咳嗽产生的机理有二：一为发自肺之本病。肺为五脏之华盖，上连咽喉，开窍于鼻，外合皮毛，司呼吸，为气体出入的重要器官，一旦受邪气之侵袭，或从口鼻而犯（肺开窍于鼻），或循皮毛而入（肺主皮毛），肺卫受邪，肺气壅塞不宣，失其清肃之常，势必影响气机之升降出入，因而产生咳嗽。正如喻嘉言所说："六气主病，风火热湿燥寒，皆能乘肺，皆足致咳。"由此看来，咳嗽与肺直接相关，所以明·张景岳《景岳全书·咳嗽》说："咳病虽多，无非肺病。""外感之咳，其本在肺。"清·喻嘉言《医门法律·咳嗽》说："咳者，肺之本病也。"

人体是一个整体，脏与脏之间在生理上是相互联系的，在病理上亦可相互影响，因此，他脏有病亦可传于肺。临床上常见的如脾虚不运，湿浊聚生为痰上犯于肺，可影响肺气的升降出入，致发咳嗽，此即所谓"脾为生痰之源，肺为贮痰之器"也；又如肝气不舒，郁结化火，木火上炎，煎灼肺津为痰，亦可阻碍肺气的肃降而发为咳嗽。此类为他脏之病累及于肺，而致咳也。故《素问·咳论》曰："五脏六腑，皆令人咳，非独肺也。"

"咳病虽多，无非肺病""五脏六腑，皆令人咳，非独肺也"，此两种说法并不矛盾，恰恰是从不同的两个方面客观地说明咳嗽之病，或直接发于肺系，或他脏有病累及于肺。

①外感咳嗽

咳嗽是因于四时气候的异常变化，即所谓非时之气侵袭，影响肺气正常的升降出入，发为咳嗽，则称为外感咳嗽。由于六淫之邪有风、寒、暑、湿、燥、火之分，外邪犯人有风寒、风热、风燥之不同，故外感咳嗽又有风寒、风热、肺燥等多种类型。

a. 风寒咳嗽

风寒咳嗽分伤风咳嗽和伤寒咳嗽两种。但风与寒又不能截然分开，或风重于寒，或寒重于风，应该加以区别。同时，风寒咳嗽还要分别轻证和重证。

风寒咳嗽，病起非时暴寒，贪凉受冷；或脱衣露宿受风；或气候寒热不时，招致外邪感冒等。凡气候变化，人体正常机能不相适应，四时皆可发生此病。

风寒咳嗽轻证：其临床表现为初起鼻流清涕，喷嚏，声重，头部微胀或微痛，憎恶风寒，轻微咳嗽。如风重于寒的，症见发热、微汗出、脉浮缓或微浮数、舌苔正常；如寒重于风的，症见恶寒发热、无汗、脉象浮紧、头项身体酸痛。风寒咳嗽，为风寒之邪侵袭皮毛，上犯于肺所出现的表证。其治疗法则，宜用辛温轻剂，轻微解表。药方可选用香苏饮随证加减；若气虚脉弱者，宜用参苏饮；若风重于寒，宜用排风藤汤；若寒重于风，宜用姜苏汤。药后汗出表解，但咳嗽未止者宜用止嗽散。

香苏散（《太平惠民和剂局方》）：主治四时感冒，恶寒头痛，鼻塞，声重，微有咳嗽。

处方：

| 香附 10g | 苏叶 10g | 陈皮 10g | 甘草 6g |
| 生姜 10g | 小葱 5 根 | | |

水轻煎，温服。

加减：夹食者加谷芽、麦芽各 15g，神曲 12g；咳重者加前胡 10g，杏仁 10g；头痛较甚者加川芎 10g，白芷 10g；出汗恶风者去姜、葱，加防风 10g，白芍 10g，无汗恶寒者加荆芥 10g，淡豆豉 12g。

参苏饮（《太平惠民和剂局方》）：主治虚人感冒风寒，头痛，鼻塞，发热恶寒，咳嗽，涕唾稠黏，胸膈满闷，脉弱无力。

处方：

党参 12g	苏叶 10g	葛根 12g	前胡 10g
法半夏 10g	茯苓 12g	炒枳壳 6g	陈橘皮 10g
桔梗 10g	木香 6g	甘草 6g	生姜 10g
大枣 10g			

水煎，温服，取微汗。

加减：夹食者加砂仁 6g，神曲 10g；喘咳者加厚朴 10g，杏仁 10g；头痛甚者加川芎 10g，白芷 10g。

排风藤汤（自拟方）：主治感冒风寒，头微痛，鼻塞流涕，发热恶风，微汗出，咳嗽痰黏，脉象浮缓，或微浮数，舌苔正常。此为外感风重于寒的表证。

处方：

排风藤 30g	千里光 30g	五匹风 30g	鱼腥草 30g
陈艾叶 10g			

水煎，微温服。

姜苏汤（自拟方）：主治感冒风寒，头疼项强，肢体酸痛，鼻塞流清涕，恶寒发热，脉象浮紧或浮弦，舌苔薄白而滑。此为外感寒重于风的表证。

处方：

老生姜 12g	紫苏叶 10g	淡豆豉 12g	肺经草 30g
小葱 10 根			

水轻煎，加入红糖适量温服，取微汗。

止嗽散（《医学心悟》）：主治外感微热，咳嗽有痰，鼻塞流清涕，脉象浮缓。

处方：

桔梗 10g	荆芥 10g	紫菀 10g	百部 10g
白前 10g	陈橘皮 10g	甘草 6g	

水煎服。

小结：风寒咳嗽，为外感风寒犯肺引起的咳嗽。一般来说，风寒咳嗽治疗的重点在散寒。风寒咳嗽轻证，解表的药不宜用重剂，故用香苏饮辛温轻剂轻微解表即可。对于年老气虚体弱者，外感风寒引起咳嗽，又宜用参苏饮益气解表、除痰利气、宣肺止咳。感冒风寒，汗出恶风者为风重于寒，拟用排风藤汤以祛风为主；如无汗恶寒，为寒重于风，拟用姜苏汤以散寒为主。若表解后，仍然咳嗽不止的，可用止嗽散利气和中、化痰止嗽。以上方剂均为辛温解表之轻剂，只适用于治疗风寒咳嗽轻证。此外，还可选用其他辛温解表之轻剂，或自拟方，只要治法正确，就能命中肯綮，不必拘泥于以上几个方剂。

风寒咳嗽重证：其临床表现为头痛项强，肢体酸痛，鼻塞流清涕，恶寒发热，无汗，咳嗽痰稀，或时作干呕，舌苔薄白，或白而滑润，脉象浮紧；如风重于寒，主要症状是发热汗出，恶风不恶寒，只头额微胀微痛，无肢体酸痛症状，咳嗽痰黏，舌苔薄白而滑，脉象浮缓或浮数。治疗法则，宜辛温解表。选用方药如下：

苏羌饮（《松峰说疫》）：主治头痛身痛，恶寒发热无汗，咳嗽痰稀，舌苔薄白而滑，脉象浮紧。

处方：

苏叶 10g	羌活 10g	防风 10g	橘皮 10g
淡豆豉 12g	生姜 10g	小葱 5 根	甘草 6g

水轻煎，温服。

若头额痛较甚，或巅顶作痛，恶寒发热，鼻塞作嚏，流清涕，咳嗽痰稀，舌苔薄白，脉象浮滑者可用川芎茶调散。

川芎茶调散（《太平惠民和剂局方》）：主治风邪所致偏正头痛，或巅顶作痛，或有恶寒发热、鼻塞、咳嗽等症。

处方：

川芎 12g	荆芥 10g	薄荷 10g	防风 10g
细辛 3g	羌活 10g	炙甘草 6g	茶叶 3g

水轻煎，温服。

若冒雨感受寒湿，头疼体痛，兼咳嗽有痰的可用荆防败毒散。

荆防败毒散（《医学正传》）：主治感冒风寒湿甚者，见恶寒发热无汗、头身疼痛、鼻塞、咳嗽等症。

处方：

荆芥 10g	防风 10g	羌活 10g	独活 10g
柴胡 12g	前胡 12g	川芎 10g	炒枳壳 10g
桔梗 10g	茯苓 12g	甘草 6g	

水煎，温服。

加减：体质虚弱之人加南沙参 12g，减去荆芥、防风、独活，酌加苏叶 6g，生姜 3 片；痰多者加法半夏 10g。

若风寒犯肺，咳喘痰多的可用金沸草散或杏苏饮。

金沸草散（《类证活人书》）：主治风寒感冒，症见恶寒发热、咳嗽痰多、鼻塞头痛等。

处方：

金沸草 12g　　　前胡 12g　　　荆芥 10g　　　细辛 3g

法半夏 10g　　　茯苓 12g　　　甘草 6g　　　大枣 10g

生姜 10g

水煎，温服。

杏苏散（《温病条辨》）：主治外感凉燥，症见恶寒无汗、咳嗽痰稀、鼻塞头痛等。

处方：

杏仁 10g　　　苏叶 10g　　　法半夏 10g　　　茯苓 12g

前胡 12g　　　桔梗 10g　　　炒枳壳 10g　　　橘皮 10g

甘草 6g　　　大枣 10g　　　生姜 12g

水煎，温服。

若外感风寒，内停水饮，症见恶寒发热、无汗、咳嗽喘息、痰多而稀、舌苔润滑、口不渴、脉象浮紧者可用小青龙汤。此方亦治痰饮喘咳无表证，或身体疼重、肌肤悉肿者。

小青龙汤（《伤寒论》）：主治外感风寒，内停水饮，症见恶寒发热、无汗、咳嗽、痰白清稀，甚或喘不得卧等。

处方：

麻黄 10g　　　桂枝 10g　　　白芍 10g　　　细辛 3g

干姜 10g　　　五味子 6g　　　法半夏 10g　　　炙甘草 6g

水煎，温服。

加减：渴者加天花粉 12g；若小便不利、少腹胀满者去麻黄，加茯苓 12g；若喘者加杏仁 12g；体虚之人可酌减麻黄为 3～6g。

若外感风寒，症见咳嗽喘急、发热恶寒、无汗、身体疼痛、烦躁口渴、脉浮紧者可用大青龙汤。

大青龙汤（《伤寒论》）：主治外感风寒，表实无汗，兼有里热者。

处方：

麻黄 12g　　　桂枝 6g　　　炙甘草 6g　　　杏仁 10g

生石膏 30g　　　生姜 10g　　　大枣 10g

煎法：先煎麻黄一二沸，去上沫，后入他药再煎半小时，取汁温服，得微汗。（凡用麻黄皆宜先煎去沫，因沫令人呕恶，去沫可减轻麻黄发散之力）

加减：虚人麻黄减为6g；痰多干呕者加法半夏；感冒风寒，鼻塞声重，咳嗽喘息，语音不出，或伤风伤冷，头痛目眩，四肢拘倦，咳嗽多痰，胸满气短者可用三拗汤。

三拗汤（《太平惠民和剂局方》）：主治感冒风寒，头疼身痛，喘咳胸满，痰稀白者。

处方：

　　麻黄 10g　　　　杏仁 10g　　　　炙甘草 6g

加减：虚人，麻黄减为6g；咳嗽痰多者，加法半夏10g。

若感冒风寒，有痰咳嗽，久疗不愈者，可用华盖散。

华盖散（《博济方》）：主治风寒束肺，症见咳嗽上气、胸膈烦满、鼻塞声重等。

处方：

　　麻黄 6g　　　　杏仁 10g　　　　苏子（炒）12g　　赤茯苓 12g

　　橘红 10g　　　炙桑白皮 12g　　炙甘草 6g

风重于寒，头额微胀微痛，发热汗出，恶风，咳嗽，脉浮缓者可用荆桂汤。

荆桂汤（自拟方）：主治感冒风重于寒，症见头痛、发热汗出、恶风、咳嗽、脉浮缓者。

处方：

　　荆芥 6g　　　　防风 10g　　　　桂枝 10g　　　　白芍 10g

　　细辛 3g　　　　炙甘草 6g

加减：咳嗽痰多者加法半夏10g；咳嗽喘息者去荆芥、防风，加杏仁9g，厚朴10g。

小结：风寒咳嗽重证，是指外感风寒比轻证较重而言。病轻用药宜轻，病重用药宜重。病轻药重，对身体带来损伤；病重药轻，不能达到药到病除之目的。风寒袭人是由皮毛而入，"皮毛者，肺之合也"，风寒由皮毛而入首先犯肺，肺为娇脏，最易引起咳嗽。治宜辛温解表，使风寒之邪仍由皮毛微汗而解。

风寒咳嗽轻证，头部只有微胀微痛、咳嗽轻微。风寒咳嗽重证，不仅头痛较剧，而且肢体酸痛、咳嗽较重。因此，选用苏羌饮、川芎茶调散、荆防败毒散，三方皆用除寒湿的羌活，对感冒风寒夹湿而引起咳嗽的较为适用。对冒雨感受寒湿而引起的咳嗽，尤为相宜。三方主症皆有头痛或体痛。如冒雨感受寒湿，除头痛、肢体酸痛外，还有头重或肢体困重之感，这是临证时应该加以区别的。金沸草散为治风寒咳嗽平和之剂，杏苏散对感冒痰多引起的喘咳较为相宜。若外感风寒，内停水饮，引起的喘咳，非用小青龙不能收效。若外感风寒，咳嗽喘急，肺胃燥热，烦躁口渴，当以大青龙汤为好。三拗汤为风寒犯肺，郁而化燥引起的喘咳而设。华盖散为风寒感冒失治，引起久咳不愈而立。至于荆桂汤，是治风重于寒的咳嗽病。风寒咳嗽以治寒为主，风重于寒的不多见，聊备一格。

b. 风热咳嗽

风热咳嗽的症状为鼻塞流涕，初起流清涕，随后流黄色脓涕，鼻出热气，作嚏，声重，发热恶风，出汗，口干或苦，咳嗽痰稠，甚则咽喉干痛，声音嘶哑，面红眼赤，鼻衄。如热伤肺络，则痰中带血，舌苔满布白腻或微黄苔，脉象浮洪或滑数。治宜辛凉解表。

风热咳嗽轻证：其临床表现为发热恶风较轻，微汗出，鼻塞，声重，初起流清涕，喷嚏，久则流黄色脓涕，咳嗽痰稀，口干，小便色淡黄，舌苔白薄或黄滑，脉象寸关浮微数，或微洪数。治疗宜辛凉轻剂解表，可选用桑菊饮或银翘散。

桑菊饮（《温病条辨》）：主治风热咳嗽，微热，口微渴，舌苔黄薄，脉象浮数。

处方：

淡竹叶 10g	菊花 12g	杏仁 10g	桔梗 10g
连翘 12g	薄荷 6g	甘草 6g	苇茎 15g

水轻煎服。

加减：如气粗似喘，烦渴脉洪者，加生石膏 15g，知母 10g；舌绛，夜间发热者，去薄荷，加玄参 12g，麦冬 12g。

银翘散（《温病条辨》）：主治头痛身热，有汗，或微恶风寒，或但热不寒而渴，脉浮微数，咳嗽痰黏。

处方:

金银花 15g	连翘 15g	桔梗 10g	牛蒡子 10g
薄荷 10g	荆芥穗 6g	淡竹叶 10g	淡豆豉 12g
甘草 6g			

水煎,香气大出即取服,勿久煎。

加减:胸闷加藿香 10g,郁金 10g;口渴加天花粉 10g;项肿咽痛加马勃 10g,玄参 12g;鼻衄者去荆芥穗、淡豆豉,加白茅根 30g,侧柏叶 30g;咳喘加杏仁 10g,厚朴 10g。

凡风热咳嗽,初起病轻,治宜辛凉平剂,可用银翘散辛凉解表。药后若病势已减,可用辛凉轻剂桑菊饮以善其后。若热郁上焦,外感风热未解,用银翘散、桑菊饮。病重药轻,不能中病,治宜清凉解散,可用清心凉膈散。

清心凉膈散(洁古方):主治头晕目眩,发热烦躁,或微恶风,口干苦或渴,舌苔白腻或微黄,脉象浮数或浮滑,咳嗽,吐痰不利。

处方:

| 连翘 12g | 黄芩 10g | 山栀子 10g | 薄荷 10g |
| 桔梗 10g | 淡竹叶 10g | 甘草 6g | 蜂蜜 1 匙 |

水煎服。

风热咳嗽重症:其临床表现为鼻出热气,发热,汗出,恶风不恶寒,口干苦或渴,咳嗽痰稠,甚则喉痛,面赤,眼干涩,声音嘶哑,鼻衄。如热伤肺络,则痰中带血,舌上白苔满布或微黄,脉象浮洪滑数。治疗以清凉宣散为主,可用栀芩清肺饮或清肺解毒汤;如火热内炽吐血者,治宜凉血清火,可用清热解毒汤或丹溪咯血方。

栀芩清肺饮(《症因脉治》):主治风热咳嗽,症见面赤身热、烦躁喘急、脉滑数有力、舌苔白腻或罩黄。

处方:

| 山栀子 10g | 黄芩 10g | 桔梗 10g | 薄荷 10g |
| 甘草 6g | 杏仁 10g | 天花粉 10g | |

水煎服。

清肺解毒汤(自拟方):主治肺系感受风热,症见咳嗽唾黄绿色稠痰,或胸胁疼痛、痰中带血。

处方：

野菊花 15g 　　黄芩 12g 　　竹叶柴胡 15g 　　紫花地丁 30g

薄荷 10g 　　大青叶 30g 　　甘草 6g 　　忍冬藤 30g

车前草 30g

水煎服。

加减：痰中带血者去柴胡、黄芩，加焦山栀 10g，大、小蓟各 15g，白茅根 30g。

清热解毒汤（《千金方》）：主治热咳，症见身热面赤、烦躁、口渴、痰中带血、脉洪数有力。

处方：

生地 30g 　　白芍 12g 　　牡丹皮 10g

乌犀角（研末冲服，可用水牛角 30g 或玳瑁 15g 代替）1g

水煎，日 3 次。

咯血方（朱丹溪）：主治痰血。

处方：

青黛（冲服）6g 　　诃子 10g 　　瓜蒌仁（去油）10g

海浮石 10g 　　焦山栀 10g

加减：大便干结者去诃子，加酒制大黄 10g；口干渴者加天花粉 10g，浙贝母 12g；小便黄少者去诃子，加白茅根、车前草各 30g。

小结：风热咳嗽，是指外感风热犯肺引起的咳嗽。外感风热之邪由口鼻侵犯肺系。"肺主皮毛"，"肺气通于鼻"，皮毛和鼻是两条不同的途径，均能感受外邪侵犯肺脏而引起咳嗽。风寒犯肺，治宜辛温解表，使风寒之邪辛散而祛；风热犯肺，治宜辛凉解表，使风热之邪清凉宣散而解，凡外感风寒必须外解。若湿邪在表的由表解，在里的由里解，燥、火、热三邪由表入里，则必须由里而清，这是六淫之邪的来路和去路，走错了路，是不能治好病的。

风热咳嗽，初起病轻之时，宜用银翘散或桑菊饮辛凉解表，若热郁上焦，宜清凉宣散，轻则用清心凉膈散，重则用栀芩清肺饮或清肺解毒汤，若火热内炽，以致吐血者，治宜凉血清火，可用清热解毒汤或丹溪咯血方。

　　总之，风邪为寒热兼有之邪，风寒咳嗽，则风从寒化，治法以散寒为主，宜辛温解表；风热咳嗽，则风从热化，治疗以清热为主，宜辛凉解表；里热较重者，治宜清凉宣散；若火热内炽而致咯血者，治宜凉血清火。医家必须根据病情的变化，辨明表里寒热虚实，决定治疗方法，才能取效。

　　c.燥咳

　　燥是秋天之主气，外感燥邪最易引起咳嗽。因燥邪伤上，大凡平素肺阴不足，津液素亏之人，肺必首先受邪，故咳嗽为其主症。在治疗法则上宜轻宣润燥，方药可用桑杏汤、翘荷汤、燥咳宣润汤。燥邪虽属冷寒，却易火化，所以用轻宣润燥剂治燥咳。若入秋之后，久晴不雨，燥邪伤肺，燥气化火。其见症为头痛身热，干咳少痰，或吐痰胶黏，心烦口渴，喜清凉，小便赤涩，或痰带血丝，舌苔薄白而燥，或黄色少津，边尖俱红，右脉数大或浮急。在治疗上宜清宣润燥，方药可用清燥救肺汤、沙参麦冬汤、贝母散、二冬清肺汤、肺炎清解汤等。治疗燥咳，还有甘寒滋润之法，主要用于内燥。凡大病中用药攻伐太过，或吐利重伤津液，或房劳过度，以及嗜食烟酒炙煿等一切辛辣之物，耗损真阴，皆足以引起内燥。这里所论述的是指外感燥邪所致的咳嗽。

　　桑杏汤（《温病条辨》）：主治外感温燥，症见头痛身热、口渴、干咳无痰或痰少而黏、舌红、苔薄白而燥、脉浮数。

　　处方：

桑叶 10g	杏仁 10g	沙参 12g	象贝母 10g
香豉 10g	栀皮 10g	梨皮 16g	

　　水 2 杯，煎取 1 杯，顿服之，重者再作服。

　　翘荷汤（《温病条辨》）：主治燥气化火，症见咳唾稠痰、清窍不利、耳鸣目赤、龈肿咽痛等。

　　处方：

薄荷 10g	连翘 12g	生甘草 6g	黑栀皮 10g
桔梗 12g	绿豆皮 18g		

　　水 2 杯，煎取 1 杯，顿服之。

　　日服 2 剂，重者日服 3 剂（因药的气味俱轻，只煎 1 次，顿服即可，若煎 2～3 次则气味已失）。

燥咳宣润汤（自拟方）：主治口苦咽干，干咳无痰，或吐痰色黄质稠，发热等症。

处方：

玄参 20g	麦冬 12g	桔梗 10g	甘草 6g
杏仁 10g	连翘 12g	薄荷 10g	蝉衣 6g
黄芩 10g	苇根 30g		

水煎，日服 2 次，甚者日夜服 2 剂。

清燥救肺汤（《医门法律》）：主治温燥伤肺初起，症见头痛身热、干咳无咳、气逆而喘、咽喉干燥、鼻燥、胸满胁痛、心烦口渴、舌苔薄白而燥、边尖俱红。

处方：

冬桑叶 10g	生石膏 15g	沙参 6g	甘草 6g
火麻仁 8g	麦冬 10g	杏仁 6g	枇杷叶 15g
阿胶（烊化兑服）3g			

水 2 杯，煎取 1 杯，频频热服。

加减：咳多者加贝母、瓜蒌皮；血分有热者加生地黄；热甚者加水牛角、羚羊角或牛黄（可用水牛角代犀角，黄羊角代羚羊角，人工牛黄代牛黄）。

说明：本方只宜于温燥，若是凉燥，切勿使用。

沙参麦冬汤（《温病条辨》）：主治燥邪耗伤肺胃阴液，症见咽干口渴、干咳少痰，或有发热、舌光绛而干者。

处方：

沙参 12g	玉竹 8g	生甘草 5g	冬桑叶 10g
麦冬 10g	生扁豆 10g	天花粉 8g	

水 2 杯，煮取 1 杯，日再服。

加减：虚热久咳者加地骨皮 10g。

贝母散（《证治准绳》）：主治燥咳久嗽，气急痰稠，燥从火化轻者。

处方：

川贝母粉（冲服）6g	杏仁 10g	麦冬 12g
款冬花 10g	紫菀 12g	

每日 1 剂，煎 3 次服。（原为散剂，今改为汤剂）

二冬清肺汤（《证治准绳》）：主治燥热咳嗽，症见咳吐稠痰不爽利、口渴唇焦、舌红少津、脉数。

处方：

天冬 12g	麦冬 12g	浙贝母 10g	川贝母粉（冲服）6g
桑白皮 12g	地骨皮 15g	款冬花 10g	大力子 10g
杏仁 10g	桔梗 10g	马兜铃 10g	甘草 6g

每日 1 剂，煎 3 次服。

肺炎清解汤（今人张公让方）：主治燥热咳嗽，痰稠，舌苔黄腻，脉浮滑数。

处方：

| 芦根 30g | 薏苡仁 30g | 冬瓜仁 25g | 天竺黄 12g |
| 川贝母粉（冲服）6g | | 桑白皮 12g | |

每日 1 剂，煎 3 次服。

加减：热甚者加地龙 10g；咳喘多痰者加前胡 10g，杏仁 10g，或加瓜蒌皮 12g，菊花 12g，甘草 6g；小便黄少者加车前草 30g；大便秘结者加瓜蒌仁 12g。

小结：喻嘉言立"燥气论"，拟清燥救肺汤，其方甘润微寒。叶香岩有燥气化火之说，其方辛凉甘润。吴鞠通《温病条辨》说："大抵春秋二令，气候较夏冬偏寒偏热为平和，其由于伏气自病之燥证，初起必在肺卫。"燥气起于秋分以后、小雪以前，阳明燥金凉气司令。《素问·至真要大论》曰："阳明之胜，清发于中，左胠胁痛……胸中不便，嗌塞而咳。"又《天元纪大论》《气交变大论》《六微旨大论》等篇，平列六气，燥气之为病，与诸气同。从临床实践中看，燥咳不仅是秋天有，一年四季也有发病者，故必须辨证施治，方可无误。

燥咳一证，由本气自病者轻，由伏气而病者重。以上各方，皆为治本气自病之燥咳证。桑杏汤、翘荷汤、燥咳宣润汤等清解凉润，适用于温燥初起者；清燥救肺汤、沙参麦冬汤、贝母散、二冬清肺汤、肺炎清解汤等清肺润燥，适用于燥热伤肺，热甚伤阴者。至于伏气为病属内燥者，治宜甘寒滋润，则不在此论述。

上面所说的外感咳嗽，分风寒、风热、燥咳三类，喻嘉言《医门法律·咳嗽论》指出"六气主病，风火热湿燥寒，皆能乘肺，皆足致咳"，这就足以说明以上三类咳嗽不能包括所有外感咳嗽病，故有必要进一步探讨和研究。

研究《伤寒论》有关咳嗽的条文，可以扩大治疗外感咳嗽的思路，是有参考价值的。此将《伤寒论》中有关咳嗽的条文摘录如下，以补三类外感咳嗽之不足。还有湿热病所致咳嗽尚未论及，不免挂一漏万。

第40条："伤寒表不解，心下有水气，干呕发热而咳，或渴，或利，或噎，或小便不利，少腹满，或喘者，小青龙汤主之。"

第41条："伤寒心下有水气，咳而微喘，发热不渴，服汤已渴者，此寒去欲解也。"

第43条："太阳病下之微喘者，表未解故也，桂枝加厚朴杏子汤主之。"

第96条："伤寒五六日中风，往来寒热，胸胁苦满，嘿嘿不欲食，心烦喜呕，或胸中烦而不呕，或渴，或腹中痛，或胁下痞硬，或心下悸，小便不利，或不渴，身有微热，或咳者，小柴胡汤主之。"

第197条："阳明病，反无汗，而小便利，二三日呕而咳，手足厥者，必苦头痛。若不咳不呕，手足不厥者，头不痛。"

第198条："阳明病，但头眩不恶寒，故能食而咳，其人咽必痛。若不咳者咽不痛。"

第284条："少阴病，咳而下利谵语者，被火气劫故也，小便必难，以强责少阴汗故也。"

第316条："少阴病，二三日不已，至四五日腹痛，小便不利，四肢沉重疼痛，自下利者，此为有水气，其人或咳，或小便不利，或下利，或呕者，真武汤主之。"

第318条："少阴病，四逆，其人或咳，或悸，或小便不利，或腹中痛，或泄利下重者，四逆散主之。"

第319条："少阴病，下利六七日，咳而呕渴，心烦不得眠者，猪苓汤主之。"

②内伤咳嗽

内伤咳嗽，指非外感咳嗽而言。凡七情、饮食所伤，或痰饮，或虚劳，或虽由外感引发，也是以内伤为主，外因是标，内因是本。内伤咳嗽，包括范围极为广泛，分别叙述如下。

a. 阳虚咳嗽

阳虚咳嗽，或称虚寒咳嗽。其临床表现为咳嗽气促，痰多而稀，旋滑易出，多伴呕恶冷沫，大便溏泄，小便清长，面色萎黄，肢冷嗜卧，少气少食，胸膈痞满，舌苔白滑，舌质淡嫩，脉沉缓微弱。治疗以温补阳气为主。脾阳虚宜用二术二陈汤，或加味理中汤；肾阳虚宜用右归饮；阳虚血弱者宜金水六君煎。

二术二陈汤（《张氏医通》）：主治痰饮咳嗽，症见咳吐稀痰、胸胁胀闷、呕恶少食、舌苔白滑、脉缓弱。

处方：

| 白术 6g | 茅苍术 6g | 陈皮 10g | 法半夏 10g |
| 茯苓 12g | 炙甘草 3g | 生姜 3 片 | |

水煎服。

加味理中汤（《金匮翼》）：主治脾虚咳嗽，症见痰多而稀、胸闷食少、大便不实、舌苔白滑、脉微弱。

处方：

党参 10g	炒白术 10g	干姜 6g	炙甘草 6g
法半夏 10g	茯苓 12g	细辛 3g	五味子 6g
生姜 10g	大枣 6g		

水煎服。

右归饮（《景岳全书》）：主治咳嗽痰多，气短心悸，倦怠畏寒，不思饮食，舌苔薄白，脉细无力。

处方：

熟地黄 12g	怀山药 10g	枸杞子 10g	炒杜仲 12g
山萸肉 10g	炙甘草 3g	肉桂 3g	
制附片（先煎 1 小时）12g			

水煎服（原方减当归、鹿角胶、菟丝子，加炙甘草而成）。

金水六君煎（《景岳全书》）：主治阳虚血弱，或年老体虚，咳嗽呕恶，气喘痰多，舌苔薄白，脉细弱。

处方：

熟地黄 20g	当归 10g	白术 10g	陈皮 10g
法半夏 10g	茯苓 10g	党参 10g	炙甘草 6g
大枣 10g	生姜 10g		

水煎服。

b. 阴虚咳嗽

阴虚咳嗽，或称虚热咳嗽。症见咳嗽声嘶，吐痰胶黏，咽喉干痛，烦躁不宁，大便干结，甚者口舌生疮，潮热喜冷，咳吐浓痰带血，舌绛苔黄，脉多弦细而数或疙数。因咳久肺阴受损，治疗以滋润养阴为主，切忌香燥劫气之品。阴虚肺热，口干或渴，痰中带血，舌赤少津，左脉弦细而数，右脉寸关浮数无力，宜用养阴清肺汤。如水亏火盛，口干苦，咳吐浓痰，心中烦热，小便黄少，大便干燥，舌绛无苔，脉弦数，宜用加减一阴煎。如阴虚久咳，痰稠不易咳出，口干渴，舌红苔黄腻，脉虚数，宜用嚼化丸。至于久咳羸瘦，已成痨者，详参痨瘵的证治。

养阴清肺汤（《重楼玉钥》）：主治阴虚肺热，症见咳嗽痰稠、咽干口燥、喉痛声嘶、舌绛少津、脉细数。

处方：

生地黄 15g	麦冬 10g	川贝母粉（冲服）6g
白芍 10g	丹皮 10g	玄参 12g　　甘草 3g
薄荷 3g		

水煎服。

加减一阴煎（《景岳全书》）：主治虚热咳嗽，日久不愈，症见口咽干痛、潮热出汗、大便秘结、舌绛少津、脉虚数。

处方：

熟地黄 15g	生地黄 12g	麦冬 12g	白芍 12g
甘草 12g	知母 12g	地骨皮 10g	

水煎服。

嚼化丸（缪仲淳方）：主治一切阴虚久咳。

处方：

天冬 90g	麦冬 90g	桑白皮 90g	薄荷 60g
款冬花 90g	百部 90g	浙贝母 60g	柿霜 60g
天花粉 60g	枇杷叶 90g	桔梗 30g	紫菀 60g
玄参 50g	五味子 30g	橘红 30g	甘草 30g

各研细末，炼蜜为丸，每丸重 3g，含口中嚼化，日服 3～4 次。

小结：阴阳是八纲的总纲，虚实均有，内伤咳嗽，虽多虚候，但临证治疗必须辨明虚实新久，久咳多内伤，新咳多外感，体虚久咳多虚，新咳体壮多实，但有积劳虚损者，新咳亦多虚，总之，必须脉症合参，辨证施治，不可主观臆断。

c.积食停饮咳嗽

饮食积滞为什么会发生咳嗽呢？《难经·四十九难》云："形寒饮冷则伤肺。"这就是饮食积滞发生咳嗽的理论根据。形寒是外感风寒，饮冷是内伤饮食，风寒无形之邪与饮食有形之邪相合，因而伤肺咳嗽。病人平素不节制饮食，以致脾胃虚弱，运化功能减退，引起营卫失调；或暴饮暴食，停积为患，水道阻滞，妨碍呼吸，皆能发生咳嗽。症见口苦不思食，微恶寒，大便或溏或秘，口干渴者小便必色黄量少，咳嗽吐涎沫，或恶心呕吐，脉关部沉弦或紧大或涩滞，舌苔白腻或微黄滑。治以消食利水为主、解表为辅，外邪须从外出，内邪须从下出。积食夹外感咳嗽宜柴平汤；停饮夹外感咳嗽宜柴苓汤；积食停饮咳嗽宜柴胡消食汤；积食气滞咳嗽宜三宜汤；积食为主，微有饮邪，宜加味保和汤；积食停饮，脾虚肺实而致咳嗽者，宜健脾理肺汤。

柴平汤：主治积食夹感引起的咳嗽，症见微恶寒、咳唾涎沫、口干苦、不思食、舌苔白腻、脉象弦涩。

处方：

柴胡 12g	黄芩 10g	法半夏 10g	茅苍术 10g
厚朴 10g	陈皮 10g	甘草 5g	苏叶 10g
生姜 10g			

加减：口不干苦者去黄芩；积食较重，胃脘胀满或疼痛，或恶心呕吐，或呃逆欲吐者加焦山楂 12g，谷、麦芽各 15g，建神曲 12g；若虚人或老年人有微汗者，减黄芩为 6g，加南沙参 12g；咳嗽较甚者，加前胡 12g，紫菀 12g，款冬花 10g。

柴苓汤：主治水饮犯肺，上气咳逆，唾涎沫，微恶风寒，口干微渴，小便色黄不畅，舌苔淡黄滑腻，脉濡滞。

处方：

柴胡 12g	黄芩 10g	法半夏 10g	桂枝 10g
茯苓 12g	猪苓 10g	茅苍术 10g	泽泻 12g

加减：口不干苦者去黄芩；喘咳不思食者加陈皮 10g，苏子 12g；恶寒较甚

者加苏叶 10g，生姜 10g；体虚者或老年人有汗者加南沙参 10～12g。

三宜汤：主治积食咳嗽，上气喘逆，吐涎沫，微恶寒，噫气，脘腹胀痛，口干苦，不思食，或大便秘结，或大便稀溏，小便色淡黄，舌苔白腻，脉象关部弦涩或紧大。

处方：

广藿香 12g	广木香 10g	苏梗 12g	茅术 10g
茯苓 12g	厚朴 10g	法半夏 10g	黄芩 10g
前胡 12g	生姜 10g		

加减：口不干苦者去黄芩；大便秘者去藿香；大便溏、喘逆不甚者去厚朴；腹满较轻者减木香为 6g；恶寒较甚者去苏梗，加苏叶 10g；体虚或老年人自汗者，加南沙参 10～12g。

加味保和汤：主治伤食停饮咳嗽。

处方：

焦山栀 12g	神曲 12g	炒莱菔子 15g	法半夏 10g
陈橘皮 12g	茯苓 12g	紫菀 12g	款冬花 10g

加减：喘咳者加苏子 12g，厚朴 10g；微恶寒者加苏叶 10g，生姜 10g；体虚或老年人有汗者加南沙参 10～12g；小便色黄量少加车前草 30g。

健脾理肺汤：主治脾虚肺实咳嗽，症见喘咳痰多、口干微渴、胃纳欠佳、小便色黄、大便稀溏、脉濡弱。

处方：

茯苓 12g	炒白术 10g	法半夏 10g	橘红 12g
杏仁 10g	川贝母粉（冲服）6g		甘草 6g
竹茹 10g	冬瓜仁 30g	薏苡仁 25g	扁豆 12g
瓦楞子 15g			

说明：上面的方剂是从古方和时方化裁而成的，故未写方剂的出处。

小结：积食停饮咳嗽，是内伤咳嗽中经常见到的一种疾患，往往伴有发热恶寒之外感症状，但积食停饮是病之本，其他症是标。

（2）喘证

《素问·脏气法时论》："肺病者，喘咳逆气，肩背痛，汗出……肾病者，腹大，胫肿，喘咳，身重。"《素问·痹论》："肺痹者，烦满，喘而呕……心痹者，脉不通，烦则心下鼓，暴上气而喘。"《素问·举痛论》："劳则喘息汗出，外内皆越，故气耗矣。"《素问·太阴阳明论》："犯贼风虚邪者，阳受之……阳受之则入六腑……入六腑则身热，不时卧，上为喘呼。"《素问·玉机真脏论》："大骨枯槁，大肉陷下，胸中气满，喘息不便，其气动形，期六月死；真脏脉见，乃予之期日。"《素问·逆调论》："夫不得卧，卧则喘者，是水气之客也。"以上各论可见喘证以肺为主，与心肾有关。又指出有虚证（虚劳）、有实证（外感、热病）、有久病（痰饮水气）等之别。《金匮要略》在此基础上提出血痹、虚劳、肺痿、肺痈、咳逆上气、痰饮水气等篇各喘证症状和治疗方法。

喘分虚实两大类，在表者为实，在里者为虚，邪盛者为实，无邪者为虚，新病多实，久病多虚，在肺多实，在肾多虚。

①实喘

外感实邪喘咳，多因风寒外束，舌苔薄白，脉浮紧或浮数，恶寒无汗，头疼身痛，治宜发汗平喘，宜麻黄汤。若因邪热迫肺者，必见舌绛苔黄，或黄白兼见，脉滑数或洪大有力，痰浓稠或色黄成块，身热，烦渴引饮。若寒包热者，郁热不甚，宜华盖散。若热甚见心烦口渴、脉浮洪者，宜大青龙汤。若邪热迫肺，喘咳、发热汗出、口干微渴者，宜麻杏石甘汤清肺解热；喘急不甚者，宜泻白散。若高热烦渴引饮、脉象洪大有力、舌苔白燥者，宜白虎汤。

麻黄汤（《伤寒论》）：主治风寒外束，喘急咳嗽，恶寒无汗，发热，头疼身痛，舌苔薄白，脉浮紧。

处方：

| 麻黄 10g | 杏仁 10g | 桂枝 8g | 炙甘草 6g |

水煎，温服，卧取微汗。

华盖散（《太平惠民和剂局方》）：主治风寒外束，肺有郁热，咳嗽喘急，口干，脉浮数。

处方：

| 麻黄 10g | 杏仁 10g | 桑白皮 10g | 苏子 10g |
| 陈皮 10g | 茯苓 10g | 甘草 6g | |

水煎服。

大青龙汤（《伤寒论》）：主治麻黄汤证兼见心烦口渴、脉浮洪有力，此风寒包热之证。

处方：见外感风寒咳嗽重证。

麻杏石甘汤（《伤寒论》）：主治热证喘急咳嗽，邪热迫肺，烦渴引饮，汗出，身无大热，舌苔白燥，脉洪数有力。

处方：

    麻黄 10g   杏仁 10g   甘草 10g   生石膏 30g

水煎服。

泻白散（《药证直诀》）：主治热喘轻证，微热咳嗽，气喘口干，脉浮数。

处方：

    地骨皮 10g   桑白皮 10g   甘草 6g   粳米适量

水煎服。

②虚喘

呼吸气促，声低息短，提气若不能升，吞气若不能降，若劳动重则加剧，以引长一息为快。喘促时轻时重，甚则气不能接续，通夜难眠。虚喘有阳虚、阴虚之别。

a. 阳虚

或因水邪上干，或因肾虚不纳，肢冷溏泄，不思饮食，或气上冲胸，或起则头眩，或小便不利，甚则胫肿腹大，脉沉微弱无神，或脉伏欲绝。治以温补阳气为主。脾肾阳虚者，喘促头眩，大便不利，或手足微肿，宜用真武汤温阳化湿。肺脾两虚者，寒痰壅滞，喘咳痰多而稀，宜用苓甘五味姜辛夏杏汤温散寒饮。肾气不摄，喘逆大作者，宜用参赭镇气汤震摄降逆。若脾肾阳虚重证，喘促气短，大便溏泄，四肢厥冷，脉沉欲绝，急用黑锡丹扶危救脱。

苓桂术甘汤（《伤寒论》）：主治脾阳虚，水邪干肺，心下逆满短气，起则头眩，小便不利，脉象沉紧。

处方：

    茯苓 15g   桂枝 10g   白术 12g   炙甘草 10g

水煎服。

真武汤（《伤寒论》）：主治脾肾阳虚，喘促头眩，小便不利，或手足微肿，脉沉弦或沉微。

处方：

> 茯苓 12g　　　白芍 10g　　　白术 12g
>
> 制附片（先煎 1 小时）12g　　　生姜 10g

水煎服。

苓甘五味姜辛夏杏汤（《金匮要略》）：主治肺脾气虚，寒痰壅滞，喘咳痰多而稀，心悸呕恶，胸膈痞闷。

处方：

> 茯苓 12g　　　炙甘草 6g　　　干姜 6g　　　五味子 5g
>
> 细辛 3g　　　法半夏 10g　　　杏仁 10g

水煎服。

参赭镇气汤（《医学衷中参西录》）：主治肾虚不摄，喘逆大作，脉浮微数，按之即无。

处方：

> 党参 10g　　　白芍 10g　　　芡实 12g　　　山药 12g
>
> 代赭石 15g　　　山萸肉 15g　　　龙骨 15g　　　牡蛎 15g
>
> 苏子 8g

水煎服。

黑锡丹（《太平惠民和剂局方》）：主治喘促气短，大便溏泄，四肢厥冷，脉沉欲绝，虚脱危候。此方镇纳肾虚阳浮。

处方：

> 黑锡 60g　　　硫黄 60g　　　胡芦巴 30g　　　破故纸 30g
>
> 茴香 30g　　　沉香 30g　　　广木香 30g　　　炮附子 30g
>
> 金铃子 30g　　　肉豆蔻（煨）30g　　　　　　肉桂 15g

制法和服法：先将黑锡和硫黄放在新铁锅中炒热结成砂子，放地上出火毒，研为极细末，余药也研成极细末，然后和匀再研至黑色光亮为度，用酒糊为丸，如梧桐子大，阴干，入布袋内搽令光莹。每服 3～4 丸，空腹用淡盐汤或枣汤送下，急症可服至百丸（约 6～9g）。一方有阳起石 30g，助阳温肾之力更强。对肾虚有寒，及虚阳浮越的上实下虚证有效。若治阴火冲逆，真阳暴脱，痰鸣气喘之证，用人参 6g 煎汤送服更好（药店有黑锡丹成药出售）。

　　b. 阴虚

　　阴虚肺燥的原因，张景岳说："肾水不能制火，所以克金，阴虚不能化气，所以病燥，故为咳嗽喘促。"阴虚的症状是每经轻微劳累或饥饿时，则易泄精大汗，妇女在月经后容易出现，多兼咽干口燥、咳嗽痰少、面赤烦躁，甚或咽喉生疮、声音嘶哑、脉多浮洪扎大或弦数无力。若脉往来弦强极大极数，为真阴虚极，此真脏脉见，治疗以养阴益血为主。若阴虚脉弱，宜用生脉散。若血虚肺燥，宜百合固金汤。有热者宜清燥救肺汤。肝肾虚衰，气不纳者，宜用薯蓣纳气汤，养阴敛镇。若阴阳俱虚者，宜崔氏八味丸。真元虚弱，阴阳两虚，喘息频作者，宜用河车大造丸。

　　生脉散（《内外伤辨惑论》）：主治阴虚少气，气短倦怠，口干多汗，脉虚弱。

　　处方：

　　　　沙参 15g　　　　麦冬 12g　　　　五味子 6g

　　水煎服。

　　百合固金汤（赵蕺庵方）：主治血虚肺燥，喘咳咽干，脉细数。

　　处方：

　　百合、当归、白芍、贝母、甘草、麦冬、生地、熟地、玄参、桔梗各 6g

　　加减法：痰中带血者去当归，加阿胶、白及。

　　清燥救肺汤（《医门法律》）：主治阴虚有热，喘咳痰稠，口燥咽干，脉细数有力。

　　处方：

　　　　桑叶 10g　　　　生石膏 20g　　　　甘草 3g　　　　芝麻 3g

　　　　阿胶（烊化兑服）2.5g　　　　　　麦冬 6g　　　　杏仁 6g

　　　　沙参 6g　　　　枇杷叶 1 片

　　水煎服。（注：芝麻原方为火麻仁 3g 研）

　　薯蓣纳气汤（《医学衷中参西录》）：主治肝肾阴虚，自汗盗汗，咳喘痰稠，虚烦不寐，脉弦而数。

　　处方：

　　　　山药 15g　　　　熟地 15g　　　　黄龙骨 15g　　　　山萸肉 10g

　　　　柿霜饼 10g　　　　白芍 10g　　　　牛蒡子 6g　　　　苏子 6g

　　　　甘草 6g

水煎服。

崔氏八味丸（《金匮要略》）：主治肝肾俱虚，咳喘痰多，脉沉细微，或面目四肢浮肿。

　　处方：

　　　　熟地黄 15g　　　牡丹皮 10g　　　山茱萸 12g　　　山药 15g

　　　　茯苓 12g　　　　泽泻 12g　　　　肉桂 3g

　　　　制附片（先煎 1 小时）12g　　加五味子更好

河车再造丸（王恶山加减吴五求方）：主治阴阳两亏，真元虚弱，喘息频作。

　　处方：

　　　　熟地黄 60g　　　生地黄 45g　　　枸杞子 45g　　　杜仲 30g

　　　　天冬 22g　　　　当归 22g　　　　牛膝 22g　　　　五味子 22g

　　　　肉苁蓉 22g　　　黄柏 22g　　　　锁阳 22g

　　　　紫河车 1 具

各药研末做蜜丸，每服 6 ~ 9g，每日服 2 ~ 3 次，温开水送下。

（3）哮证

古人将哮证纳入喘证中，《素问·至真要大论》："太阴之复，湿变乃举，饮发于中，咳喘有声。"又《素问·五常政大论》："其病喘喝，胸凭仰息。"《金匮要略·肺痿肺痈咳嗽上气病脉证治》："咳而上气，喉中水鸡声。"明·虞天民《医学正传》指出："哮以声响言，喘以气息言。"《医宗金鉴》："呼吸气出急促者，谓之喘。若更喉中有声响者，谓之哮吼。"文献上喘咳有声、喘喝、喉中水鸡声，皆指哮喘，因哮多兼喘，而喘有不兼哮者。因此，应分别论治。

引起哮证的病因有三：一为外感风寒失表，致寒束于外，痰火内郁，闭阻气道；一为患哮失治，痰饮内伏，结成窠臼，存在终身，因气候转变或感风寒，或不慎饮食，过食生冷盐醋糖酒等，以及七情所犯而引起；一为幼稚天哮，大多与先天有关。

哮证的虚实寒热与轻重险恶、难治易治同喘证一样。发作时常伴有不能仰卧、短气抬肩、摇身仰息、坐卧不安、喉中声如拽锯，轻则三四日到六七日，重则达半月至 1 月以上。治疗法则，初起以宣散邪气为主，兼消其痰。久病虚证，则宜扶养正气为主。外感风寒者，宜散寒除饮平喘，方用小青龙汤、射干麻黄汤，或参苏温肺汤。寒包热者，宜越婢加半夏汤、定喘汤。寒哮重症，邪盛正虚者，宜三建膏贴肺俞穴。久病寒哮，遇冷即发，多年不愈者，宜紫金丹。病由痰热内郁，阻滞气道者，宜清热导痰、泻肺平喘，方用桑白皮散、苏子瓜蒌汤、葶苈大枣泻肺汤、人参平喘汤。

小青龙汤（《伤寒论》）：主治风寒客表，水饮内停，症见恶寒发热、无汗、咳嗽喘息、痰多而稀、不渴、苔润滑、脉浮紧等症，以及慢性痰饮喘咳无表证和身体重疼、肌肤悉肿者。

处方：见外感风寒咳嗽重证。

射干麻黄汤（《金匮要略》）：主治寒哮，咳嗽多痰，喉中痰鸣如水鸡声。

处方：

射干 6g	麻黄 6g	生姜 6g	细辛 3g
五味子 3g	紫菀 10g	款冬花 10g	法半夏 10g
大枣 2 枚			

水煎服。

参苏温肺汤（李东垣方）：主治风寒哮喘，脉虚弱。

处方：

党参 6g	苏叶 6g	肉桂 6g	甘草 6g
木香 6g	五味子 6g	陈皮 6g	法半夏 6g
桑白皮 6g	冬白术 6g	茯苓 15g	生姜 3 片

水煎服。

越婢加半夏汤（《金匮要略》）：主治寒郁内热，哮喘气急，目如脱状，脉浮大。

处方：

麻黄 6g	生姜 6g	生石膏 12g	法半夏 10g
甘草 3g	大枣 3 枚		

水煎服。

定喘汤（《万病回春》）：主治寒邪外束，内热不盛，哮喘咳嗽，脉浮数。

处方：

麻黄 10g	法半夏 10g	款冬花 10g	白果 21 枚
生姜 3 片	杏仁 3g	黄芩 3g	甘草 3g
桑白皮 6g	苏子 6g		

水煎服。

三建膏（《张氏医通》）：主治寒哮。

处方：

天雄 60g	川乌 60g	附子 60g	桂心 60g
官桂 60g	桂枝 60g	细辛 60g	川椒 60g
干姜 60g			

用麻油熬，去渣，加黄丹收膏，摊贴肺俞穴。

紫金丹（《普济本事方》）：主治寒哮多年不愈，遇冷即发，痰多而稀，无热象者。

处方：

红生信石 5g　　淡豆豉（用水略润，以纸挹干研膏）45g

将二味合杵极匀，以糯米粉糊为丸，如麻子大，每 7～15 天服一次，每服 0.02g，卧前冷茶送下。

桑白皮汤（《类证治裁》）：主治邪热迫肺，痰随火升，引发哮喘，心烦潮热，苔黄痰多，脉象滑数。

处方：

| 桑白皮 6g | 黄芩 6g | 黄连 6g | 山栀子 6g |
| 杏仁 6g | 法半夏 6g | 苏子 6g | 生姜 3 片 |

水煎服。

葶苈大枣泻肺汤（《金匮要略》）：主治热痰壅肺，胸膈不利，痰盛喘急不得卧，小便不利，或面目浮肿。

处方：

葶苈子 15g　　大枣 6 枚

水煎服。

（4）痨瘵

痨瘵病名，始见于陈无择《三因极一病证方论》，是一种具有传染性的衰弱性疾病，以前概括在虚劳病中。《金匮要略·血痹虚劳病脉证并治》详载其症状及病因。不只是痨瘵一种病，凡是慢性病见营养不良、机能衰退者，古人统称为虚劳。由于痨瘵具有极强的传染性，晋唐医籍如《肘后方》《诸病源候论》《外台秘要》等书中，有传尸、尸注、鬼疰、骨蒸、注痛、无辜疳等不同病名的记载。宋·严用和著《济生方》，将古代虚劳病中所包括的传染性慢性衰弱病和非传染性慢性衰弱病分开，并肯定痨瘵与晋唐医家所称的传尸、骨蒸等病同是具有传染性的慢性衰弱病证，如"夫痨瘵证为人之大患，凡受此病者，传染不一，积年染疰，甚至灭门"。此后，遂用痨瘵病名。金元以后，有不少专论痨瘵的书，如《十药神书》《理虚元鉴》等，可见中医对痨瘵的认识，是不断发展的。

痨瘵病因有二：一是接触传染。《肘后方》论尸注、鬼疰，谓"死后复传之旁人，及至灭门"，《医学正传》谓"侍奉亲密之人，或同气连枝之属，熏陶日久，多遭传染，名曰传尸"。二是体质素弱。《医宗金鉴》论小儿无辜疳，指出"或因乳母有病，传染小儿"，或为体质素虚，易受传染。如《外台秘要》引苏游论传尸，谓"假如男子因虚损得之，名曰劳极"。由此可见，古人在临床中已认识到患痨瘵病与长期接触痨瘵病人有关，体质素弱是致病的因素。

本病除瘰疬外，以肺痨病为多见。其主要症状是午后发热、自汗盗汗、身体消瘦、咳嗽短气，甚则痰中带血、两颊泛赤、胸部隐痛、饮食少思、声音嘶哑，妇女则月经闭止等。本病有轻重深浅之别，初起常微热微汗，不耐劳动，倦怠乏力，咳嗽时作，当病轻浅之时，亦有调养而自愈者；若稍重则午后潮热，睡即盗汗，咳嗽加剧，胸部隐痛，痰血渐多，饮食减少，身体逐渐消瘦；甚则真阴亏损，壮热骨蒸，盗汗加剧，咳嗽咯血，呼吸急促，食量大减，身体消瘦，四肢无力，并有口干喉痛，多梦失眠，精神苦闷，以及白淫、遗精、经闭等症。喉哑失声，大肉尽脱，一边侧卧，泄泻不食，气促难眠，面目黧黑，喉痛药难下咽者难治。

其脉一般弦而无力，若脉芤多为失血，数大为阴虚火旺，忽浮涩而数，忽沉弱而缓者，属虚火；洪数变细数，真阴渐亏，其人必渐衰。若数转缓和，胃气生发，病势转愈。若见短数、弦急、细数、濡数、数大、无根者，为病势转重的脉象。其舌质多淡红或绛红无苔。

治痨之大法有三：一补肾水，二培脾土，三慎调摄。因痨瘵多阴虚阳盛，治宜滋阴降火、消痰和血，忌大寒大热之药，大寒虚其脾土，大热伤其肾阴。若咯血或痰中带血，用十灰散、月华丸、加味犀角地黄汤、白及枇杷丸。若骨蒸潮热，用清骨散、清骨滋肾汤。若咳嗽有痰，用清燥救肺汤、紫菀散、泻肺饮、琼玉膏。若盗汗，用牡蛎散、当归六黄汤。若心神不安，用酸枣仁汤、加减补心丹。若脾胃不和，用平胃散、四君子汤。若失音喉痛，用六味地黄丸滋肾水治本，用通音煎或柳华散治标，同时注意调摄。李梴《医学入门》说："注意保养，节食戒欲，庶可断根。"《外科症治全生集》云："调理无间，药饵和平，闲心葆摄。"

十灰散（《十药神书》）：主治火痰上涌，吐血、咯血、嗽血。

处方：大蓟、小蓟、侧柏叶、荷叶、白茅根、茜草、大黄、山栀、丹皮、棕榈皮各等份，烧灰存性研末，用纸包放地上一宿去火毒，每服 10～15g，用童便或藕汁、萝卜汁，或磨京墨半盅调下。

月华丸（《医学心悟》）：主治骨蒸劳热，咳嗽痰血，脉细数。

处方：

天冬 30g	麦冬 30g	生地 30g	熟地 30g
山药 30g	百部 30g	沙参 30g	川贝 30g
阿胶 30g	茯苓 15g	獭干 15g	三七 15g

蜜丸，每服 3g，日 3 次，用桑叶、菊花煎汤送服。

加味犀角地黄汤（《理虚元鉴》）：主治痰火上涌，陡然血冒，大咯大衄，脉洪数。

处方：

乌犀角（水牛角代）3g	生地 10g	白芍 10g
丹皮 6g	蒲黄（炒）6g	水灯心草、荷叶适量

水煎服。

白及枇杷丸（《证治要诀》）：主治阴虚肺燥，咳嗽痰血。

处方：

白及粉（冲服）6g	枇杷叶 10g	阿胶 6g
藕节 30g	生地 15g	

水煎服。或加重剂量，蜜为丸，每服 6～10g，日 2～3 次。

清骨散（《证治要诀》）：主治骨蒸劳热、脉弦数。

处方：

银柴胡 3g	黄连 3g	秦艽 3g	鳖甲 3g
地骨皮 3g	青蒿 3g	知母 3g	
甘草 1.5g			

血虚加当归、白芍，咳嗽加阿胶、麦冬、五味子。各研细末，每服 3g，开水调服。

清骨滋肾汤（《傅青主女科》）：主治骨蒸夜热，脉象虚数。

处方：

| 地骨皮 15g | 牡丹皮 10g | 麦冬 10g | 玄参 10g |
| 沙参 10g | 白术 6g | 石斛 6g | 五味子 1.5g |

水煎服。

清燥救肺汤（《医门法律》）：主治痨热喘急，口燥咽干，脉细数有力。

处方：

桑叶 10g	生石膏 10g	沙参 3g	甘草 3g
杏仁 3g	麦冬 6g	火麻仁（炒研）3g	
阿胶（烊化）2.5g		枇杷叶（去毛蜜炙）1 片	

水煎服。

紫菀散（王海藏方）：主治痨瘵气虚久咳或喘。

处方：

紫菀 3g	党参 3g	阿胶 3g	茯苓 5g
知母 5g	麦冬 5g	川贝母 4g	北五味子 18 粒
甘草 1.5g（一方有桔梗无麦冬）			

各研为细末，每次开水调服 3g，日 3 服。水煎亦可。

泻肺散（《千金方》）：主治痨瘵、咳嗽、喘急。

处方：

百合（清水浸一宿洗净）、紫菀、杏仁、石斛、茯苓、款冬花、甘草各等份

共研为细末，每服 3g，日 3 次，开水调下。也可用清水煎服。

琼玉膏（《洪氏集验方》）：主治干咳无痰。

处方：

  沙参 180g   生地黄 1000g   茯苓 360g 白蜜 1000g

先将生地捣汁，入蜜炼稠，再将参等研末和匀，每服 1～2 匙，日 2～3 次。

牡蛎散（《普济本事方》）：主治盗汗不止，脉虚数无力。

处方：

煅牡蛎、麻黄根、黄芪各等份

散剂、煎剂均可。

止盗汗方（《胡氏妇女方》）：主治虚人盗汗。

处方：

煅牡蛎、浮小麦各等份

水煎服。

当归六黄汤（《证治汇补》）：主治阴虚盗汗。

处方：

  黄芪 12g   当归 3g   生地 3g   熟地 3g

  黄芩 3g   黄连 3g   黄柏 3g

水煎服。

酸枣仁汤（《金匮要略》）：主治心神恍惚，头目眩晕，虚烦不寐。

处方：

  酸枣仁 15g   甘草 6g   知母 6g   川芎 6g

  茯苓 12g

水煎服。

加减补心丹（《顾松园医镜》）：主治血虚有热，烦扰不寐。

处方：

  生地 15g   白芍 10g   麦冬 10g   石斛 10g

  竹叶 10g   桂圆肉 10g   酸枣仁 12g   茯苓 12g

  牡丹皮 6g   炒远志 3g

水煎服。

平胃散（《太平惠民和剂局方》）：主治胸膈满闷，宿食不消。

处方:

　　　　苍术 10g　　　　厚朴 6g　　　　陈皮 6g　　　　甘草 6g

散剂、煎剂均可。

六味地黄丸(《小儿药证直诀》):主治阴虚头目眩晕,口干咽痛,自汗盗汗,亡血燥渴,腰膝酸痛。

处方:

　　　　熟地黄 250g　　　山萸肉 125g　　　山药 125g　　　丹皮 60g

　　　　茯苓 60g　　　　泽泻 60g

蜜丸如梧桐子大,每服 6～10g,日 2 服。

通音煎(《医学心悟》):主治失音。

处方:

　　　　川贝母　　　　　款冬花　　　　　核桃仁(去衣)

上药各等份为末,白蜜和匀,饭上蒸熟,开水化服。

柳华散(《疡医大全》):主治喉疮、口舌生疮、咽喉肿痛等。

处方:

　　　　青黛 30g　　　　炒蒲黄 30g　　　　炒黄柏 30g　　　　人中白 30g

　　　　冰片 1g　　　　　硼砂 15g

研末,吹喉。

(5)肺痈

肺痈最早见于仲景《伤寒杂病论》,并指出了发病或因风寒犯肺;或因外热不解,内热壅闭,热伤血脉,蕴结成痈。症见咳喘胸满、振寒脉数、口干不渴、吐腥臭浊痰,久则吐米粥样脓痰等。外科书又称内痈。

本病初起多见发热恶风、鼻塞、咳嗽、吸气困难、脉多紧数或浮数。久延失治或服发散药后,仍时时振寒发热,咳嗽,声重,出汗,不得卧,咳引胸痛,口燥不渴,吐腥臭稠痰,胸胁胀满,脉滑数或数实。甚则咳吐脓痰,量多腥臭,或吐脓血,胸胁烦满,咳嗽胸痛,胸中甲错,微热等。

此病宜早治,见咳吐腥臭痰,口干咽燥,胸中隐痛,可用桔梗汤。或用玻璃瓶盛水吐痰其中,沉者即是痈脓。初起解表散热,已成痈者则宜清肺泄热,用泻白散或葶苈大枣泻肺汤。重者用桔梗白散,轻者用苇茎汤或金鲤汤。病久阴亏,宜养阴清肺，用养阴清肺汤。阳虚者用排脓散。

桔梗汤（《伤寒论》）：主治咽喉肿痛、咳嗽有痰等症。

处方：

甘草 10g　　　　桔梗 10g

水煎服。

泻白散（《证治准绳》）：主治肺痈初起，咳喘胸满，唾涎沫，脉浮数。

处方：

桑白皮 6g　　　地骨皮 6g　　　甘草 6g　　　浙贝母 6g

紫菀 6g　　　　桔梗 6g　　　　当归 6g　　　瓜蒌仁 6g

生姜 3 片

用散剂、汤剂均可。

葶苈大枣泻肺汤（《金匮要略》）：主治肺痈初成，胸满喘急，痰盛不得卧，或面目浮肿，小便不利。

处方：见哮证。

桔梗白散（《外台秘要》）：主治肺痈已成，痈脓壅塞，时出浊唾腥臭，气壮脉实。

处方：

桔梗 10g　　　　浙贝母 10g　　　巴豆霜 3g

研为细末，壮人服 1g，瘦弱者减半。在膈上者则吐，在膈下者则泻。如脓血过多不止，饮冷水 1 杯，即止。

苇茎汤（《千金方》）：主治肺痈，咳有微热，烦满，胸中甲错。

处方：

苇茎 40g　　　　薏苡仁 10g　　　冬瓜仁 10g　　　桃仁 10g

先煮苇茎去滓，纳余药再煎服，当吐如脓。

养阴清肺汤（《重楼玉钥》）：主治肺痈久病阴亏，咽干口燥，咳吐浊唾或喉痛声嘶，脉虚数。

处方：见阴虚咳嗽。

排脓散（《外科正宗》）：主治肺痈久病阳虚，胸中隐痛，吐脓如米粥，精神衰退，饮食减少，或自汗盗汗，脉沉细缓弱。

处方：黄芪、白芷、北五味、党参各等份，为散剂，每服 6 ~ 10g，食后蜜调服。

表 1　肺痈顺证、逆证鉴别表

顺证	逆证
1. 初起脉浮虚细，身体不热，咳嗽有痰，呼吸均匀	1. 脉洪弦数，身热恶寒，胸痛气喘，面红多汗
2. 已成，脉浮细数，咳吐脓痰，形色鲜明，语言清朗	2. 已成，咯吐脓痰，气味恶臭，痰黄黏，胸胁疼痛，喘气
3. 溃后，咯吐脓痰，间吐鲜血，时发时止，饮食知味	3. 咯吐脓痰，腥臭兼有脓血，气急心烦，唇指发紫
4. 脓渐稀少，胸胁不疼，面色微黄，便稠成形	4. 手掌如枯树，面艳颧红，音如鸭声，咽痛鼻煽

（6）肺痿

肺痿，《诸病源候论》作"肺萎"，即萎弱不振之意。凡肺脏因病邪所侵，久而肺虚体弱，产生萎弱不振的状态，便叫做肺痿。它的致病原因很广泛，凡肺脏因病而枯萎者皆是，包括后世所称的虚咳或劳咳在内。

肺痿的成因，《金匮要略》有关论述如下："问曰：热在上焦者，因咳为肺痿，肺痿之病，从何得之？师曰：或从汗出；或从呕吐；或从消渴，小便利数；或从便难，又被快药下利，重亡津液，故得之。""肺痿吐涎沫，而不咳者……此为肺中冷。"这说明肺痿是由热在上焦和肺中虚冷两种原因所造成的。

热在上焦，何以能导致肺痿？盖肺居胸中而属上焦，故热在上焦，肺先受邪，肺喜清肃而恶燥热，肺受热则咳（当然受寒也能致咳），由于长期的咳吐涎沫，肺阴受损，因而萎弱不振，形成肺痿。

为什么会热在上焦？导致的原因很多，如因表证而发汗太过；或经常呕吐；或由消渴病而来；或因津液不足的便秘，滥用峻下通利之药。总之，皆以耗伤津液，阴虚生内热，火性炎上，而致咳成痿。

肺中冷或因虚热而来，或由内热而得。如病人素体阳虚，当受邪后就容易从寒化而成肺中冷的虚寒证。所以尤在泾说："肺为娇脏，热则气灼，故不用而萎；

冷则气阻，故亦不用而萎也。"

本病在成因上有虚寒和虚热之不同，在证候上也各有异。但对于肺中冷，前代医家看法有别，如唐容川认为此条是与肺痿鉴别之点。陆渊雷、黄树曾也有同样见解。我认为肺痿类似后代医家所说的虚嗽或劳嗽，劳嗽属阴虚火旺者固多，属阳虚寒盛者亦有之，故曹颖甫认为虚寒肺痿用甘草干姜汤，可升发脾津，上滋肺脏。

《金匮要略·肺痿肺痈咳嗽上气病脉证治》云："寸口脉数，其人咳，口中反有浊唾涎沫者何？师曰：为肺痿之病……脉数虚者为肺痿。"（浊唾是稠痰，涎沫是稀痰）。本文指出肺痿的脉象和症状，寸口脉虚，虚热型肺痿是由于津液耗损，虚火上炎，肺虚有热，故其脉当数。不过此病脉数为数而无力，即数虚也。与肺痈及实热证的数实脉不同，应当加以鉴别。

咳吐浊唾涎沫、脉数虚，其咳吐浊唾涎沫而不腥臭，是肺痿之主症。《外台秘要》引用许仁则的一段话曰："肺气嗽经久将成肺痿，其状不限四时冷热，昼夜嗽常不断，唾白如雪，细沫稠黏。"此虚热之肺痿也。数脉主热，肺热当干咳无痰，今反咳吐浊唾涎沫何也？乃肺痿不振，津液不能输布，反被邪热熏灼，津液悉化为痰涎，咳吐不已，津液愈耗，肺气日益痿弱。原文加一"反"字，这是暗示其与一般咳嗽不同。

"肺痿吐涎沫，而不咳者，其人不渴，必遗尿，小便数，所以然者，以上虚不能制下故也，此为肺中冷，必眩，多涎唾，甘草干姜汤以温之；若服汤已渴者，属消渴。"乃虚寒肺痿（肺中冷）之证治，以及与消渴之鉴别也。

吐涎沫而不咳者不渴，虚热肺痿应有咳嗽吐浊唾，或有口渴的证候，今吐涎沫而咳，也不渴，可知本证的涎沫非虚热所致。遗尿、小便数，因肺为水之上源，肺中阳虚，不能约束水分的排泄，故遗尿或小便数，即上虚不能制水故也。必眩，多涎唾，因肺主气，肺气虚不能自持于上，故头眩。此头眩与痰饮头眩不同，经云"上虚则头眩"，正是此意。上焦有寒，气不化津，以致凝结而为涎沫，故多涎唾。经云"上焦有寒，其口多涎"，与此病机相同。总之，肺为水之上源，主通调水道。《素问·经脉别论》："饮入于胃，游溢精气，上输于脾，脾气散精，上归于肺，通调水道，下输膀胱。水精四布，五经并行。"今肺中虚冷，阳气不振，不能通调水道，所以遗尿频数，头眩，多涎唾也。

肺痿虚寒证用甘草干姜汤温肺复气。

"若服汤已渴者，属消渴"。文中汤即指甘草干姜汤。这就是说，如果服甘草干姜汤以后，涎沫不多，兼有口渴多尿，那就不是肺痿，而是消渴病，肺痿虚寒证与消渴均有小便数之症，但消渴伴有口渴多饮，此为异也。

甘草干姜汤（《金匮要略》）：主治肺中虚寒，阳气不足所致的目眩多涎唾等症。

处方：

炙甘草 12g   炮干姜 6g

水煎服。

说明：肺中冷均由脾胃阳虚所致，虚热肺痿至后期转化为虚寒证，本方仍适用。

"火逆上气，咽喉不利，止逆下气，麦门冬汤主之。"指出了虚热肺痿的证治。

火逆上气，津液枯燥，导致虚火上冲，咳嗽而喘，咽喉不利，乃虚热肺痿之主症也。因津液缺乏，咽喉干燥，稠痰黏滞，故治以止逆下气，用生津降逆之麦门冬汤。

本证原条文与咳嗽上气诸条并列，就其文字上看，确属咳嗽上气的条文，如从药方来看，则治疗虚热肺痿甚为恰当。《肘后方》载麦门冬汤治肺痿咳唾涎沫不止、咽喉燥、口渴，也说明了这一点，沈明宗亦以此方为治痿之主方。验之临床，虚热肺痿用生津滋润之剂，则虚火降，咽喉利，咳嗽减轻，气逆转为平和，从而痿愈。本方也是健胃剂，用于胃虚呕吐甚效。胃健则水谷精微化生充足，正气乃复。

麦门冬汤（《金匮要略》）：主治肺胃阴伤，气火上逆，咳吐涎沫，咽干口燥，舌红少苔，脉虚数。

处方：

麦冬 30g   法半夏 10g   沙参 12g   甘草 6g

粳米 30g   大枣 15g

水煎服，日三夜一服。

说明：本方为滋养肺阴、利咽下气、止咳降逆之剂。喻嘉言说："此胃中津液

干枯，虚火上炎之证，治本之良法也。"费晋卿说："半夏之性，用于温燥药中则
燥，用于滋润药中则下气而化痰。胃气通，虚火自降，与徒用清寒者真有霄壤之
别。"徐灵胎说："此即竹叶石膏汤去竹叶、石膏，加大枣也，专治肺胃之火，若
火逆甚，仍用竹叶、石膏为妙。"

小结：肺痿就是肺叶因病而萎弱之证。相当于后世称的劳嗽和虚嗽。病之成
因，不外热在上焦和肺中虚冷，均为虚证，前者为虚热，后者为虚寒。虚热肺
痿，以脉虚数、咳嗽吐浊唾为其主症；虚寒肺痿，以脉虚不数、吐涎沫不渴、小
便数、头眩为其主症。虚热者，治以生津润肺的麦门冬汤为主；虚寒者，治以温
肺复气的甘草干姜汤为主。

表 2　肺痿虚热证与虚寒证的鉴别

证名	虚热证	虚寒证
病因	虚火上炎，肺金被灼	肺中虚冷
症状	咳吐浊痰，脉虚数，口燥	吐涎沫，不咳，不渴，遗尿，小便数，头眩
治法	生津润肺	温肺复气

（7）咳嗽上气

上气即气上逆之意。咳嗽上气有两种含义：一种指症状而言，咳嗽而气上
升，复因气升而咳嗽，形成咳嗽上气。一种指肺胀而言，肺胀之主症是咳嗽上
气。《金匮要略》云："咳而上气，此为肺胀。"与今之哮喘相同。导致本病的原因
很多，范围相当广泛，从《金匮要略·肺痿肺痈咳嗽上气病脉证治》有关条文归
纳为两方面：一为内有水饮，外感风寒；一为里热与水饮相搏。

《金匮要略·肺痿肺痈咳嗽上气病脉证治》云："上气喘而燥者，属肺胀，欲作
风水，发汗则愈。"《灵枢·胀论》云："肺胀者，虚满而喘咳。"指出了肺胀的主要
症状和治法，以及发展趋势。由于外感风邪，内夹水饮，阻遏肺气不能下降，因
而形成喘咳而燥的肺胀。肺为水之上源，主通调水道，下输膀胱。今肺有病，影
响通调水道的功能，如病情继续发展，水气泛溢于体表，可导致风水的发生，治
宜发汗，使水饮与外邪从汗而解，则喘逆得以下降，肺气得以通调，其病可愈。

咳嗽上气治疗以发汗为主，但其有偏寒偏热之不同。偏寒者，乃因寒饮内

停，肺气不宣，致咳而上气，呼吸不利，喉间有痰滞，有如水鸡鸣声，治宜散寒、宣肺、化痰，用射干麻黄汤疗之。故《金匮要略·肺痿肺痈咳嗽上气病脉证治》云："咳而上气，喉中水鸡声，射干麻黄汤主之。"《诸病源候论》曰："肺病令人上气，胸膈痰满，气行壅滞，喘息不调，致喉间有声如水鸡之鸣也。"

射干麻黄汤（《金匮要略》）：主治痰饮，咳而上气，喉中痰鸣等症。

处方：

　　　射干 10g　　　麻黄 12g　　　生姜 12g　　　细辛 5g

　　　法半夏 10g　　紫菀 10g　　　款冬花 10g　　大枣 7 枚

　　　北五味子 10g

水煎服，先煮麻黄二沸，去上沫，纳诸药煮，分温三服。

"咳逆上气，时时吐浊，但坐不得眠，皂荚丸主之。"（按：浊是胶稠之痰）。肺失清肃之令，致痰浊壅塞肺中，气机不利，所以咳嗽喘逆；肺中浊痰随上气而出，故时时吐浊；由于痰浊壅盛，虽吐而咳逆喘满仍不减，卧则气逆更甚，所以但坐不得卧。治以开壅除痰，痰去则咳逆上气自止。

皂荚丸（《金匮要略》）：主治稠痰壅塞，咳逆上气，吐浊不得卧者。

处方：

　　　皂荚（削去皮，炙酥）25g

研为细末，炼蜜为丸，如梧桐子大，以大枣十枚煎汤和服三丸，日三夜一服。

说明：前症为喉中有水鸡声，可知其痰清稀，又无不得眠症，故用射干麻黄汤。此证为痰浊壅盛，咳逆不得平卧，比前症病势严重，故用皂荚丸。徐灵胎说："稠痰黏肺，不得清涤，非此不可。"此丸涤荡痰浊之力峻烈，用时必须注意体质，体弱者慎用。

"咳而脉沉者，泽漆汤主之。"此水饮内结而致咳嗽上气的证治。

《金匮要略》条文叙症简略，仅有"咳而脉沉"一句，其主要精神在"脉沉"二字。因此，可以根据咳而脉沉和以药测证的方法来理解病情。本篇除肺痿、肺痈所致咳嗽外，都是上气而咳的。从《千金方》载"泽漆汤方，治上气，其脉沉者"来看，可见本节咳而脉沉必兼有上气之症。若病在表或近于表则咳而上气，其脉必浮，今脉沉可知病邪在里，由于水饮上逆，故咳而上气。正如《金匮要略·水气病脉证并治》说："脉得诸沉，当责有水。"再从以药测证的方面去来理解，泽漆功同大戟，去水之力甚峻，本方重用泽漆为主药，可知其为水饮内结无疑。本证可能还有身体浮肿或小便不利等症，故以此汤通阳逐水。

泽漆汤（《金匮要略》）：主治水饮内结，上气咳嗽，脉沉或水肿、小便不利等症。

处方：

半夏 12g　　紫参（一作紫菀）15g　　泽漆（先煎 2 小时）60g

生姜 15g　　白前 15g　　甘草 10g　　桂枝 10g

黄芩 10g　　党参 10g

水煎，分温三服。

偏热者，"咳而脉浮者，厚朴麻黄汤主之"。此水饮上迫的证治。本节叙症简略，如单凭咳和脉浮应用此方，是不够全面的。当是病近于表，水饮上迫所致。"咳而脉浮者"，《千金方·卷十八·咳嗽门》："咳而火逆上气，胸满，喉中不利如水鸡声，其脉浮者，厚朴麻黄汤主之。"由此可知，咳嗽上气、胸满、脉浮，为本证之主症。本证近于表证，主要由于水饮上迫，病势有向上向外的趋向，与泽漆汤证水饮内结，咳而脉沉者恰恰相反，故治宜逐饮降逆，方内没有桂枝，说明虽有表证，也是轻微的。方内有厚朴、石膏，当有胸满烦躁、舌苔黏腻等饮热互结的见症。

厚朴麻黄汤（《金匮要略》）：主治咳嗽上气，胸满，烦躁，舌苔黏腻，脉浮。

处方：

厚朴 15g　　麻黄 12g　　生石膏 30g　　杏仁 12g

法半夏 12g　　干姜 6g　　细辛 6g　　小麦 30g

五味子 12g

水煎，先煮小麦去滓，纳诸药煮，分温三服。

"咳而上气，此为肺胀；其人喘，目如脱状，脉浮大者，越婢加半夏汤主之。"此为饮热郁肺，热重于饮的肺胀证治，本咳嗽上气为肺胀重证，治宜清热蠲饮。

越婢加半夏汤（《金匮要略》）：主治面目浮肿，咳而上气，喘咳。

处方：

麻黄 18g　　生石膏 15g　　半夏 15g　　生姜 10g

　　大枣 15 枚　　　　甘草 6g

水煎，先煮麻黄去上沫，纳诸药煮，分温三服。

"肺胀，咳而上气，烦躁而喘，脉浮者，心下有水，小青龙加石膏汤主之。"此为外寒风饮，饮重于热的证治，治宜解表散饮除烦。

小青龙加石膏汤（《金匮要略》）：主治咳而上气，烦躁而喘，脉浮者。

处方：

　　麻黄 10g　　　　桂枝 10g　　　　白芍 10g　　　　细辛 3g

　　干姜 10g　　　　五味子 6g　　　法半夏 10g　　　炙甘草 6g

　　生石膏 60g

水煎，先煮麻黄，去上沫，内诸药，二煎，取汁对合，日二三次分服，体质壮实者可尽剂，体弱及小儿可酌情减量服，不需尽剂。

关于肺胀用麻黄的目的不专在解表，主要在于发越水饮，以上四方中均以麻黄为主，但由于配伍不同，其作用也就有所区别，如麻黄配石膏则逐饮，配桂枝则解表。肺胀一证，以痰饮为主，虽有身热，并非都是表证，故四方中配伍石膏的有三方，而配伍桂枝的仅有一方，由此可见肺胀的病变情况和方剂运用的灵活性。兹将四方方证比较列表如下：

表 3　四方方证对比表

方名	功效	药物	病因	症状
射干麻黄汤	散寒开肺，化痰降逆	射干、麻黄、生姜、细辛、紫菀、款冬花、半夏、大枣、五味子	寒饮郁肺	咳嗽上气，喉中有水鸡声
厚朴麻黄汤	逐饮降逆	厚朴、麻黄、石膏、杏仁、半夏、干姜、细辛、五味子、小麦	饮邪上犯	咳嗽上气，脉浮，胸满
越婢加半夏汤	清热蠲饮	麻黄、石膏、半夏、甘草、大枣、生姜	热饮郁肺，热重于饮	咳嗽上气，目如脱状，脉浮大
小青龙加石膏汤	解表逐饮除烦	麻黄、细辛、桂枝、白芍、干姜、五味子、甘草、石膏	外寒内饮，饮重于热	咳嗽上气，烦躁脉浮

肺胀的预后："上气，面浮肿，肩息，其脉浮大不治，又加下利尤甚。"此为肺胀不治之症。咳嗽气喘又见面部浮肿，是阳气虚浮，肩息是肾气衰竭不能纳气，阳气外越，则脉浮大无根，故为不治之症。此时再加下利，表示阳气下脱，致阴阳离决，所以更为危险。

小结：肺胀之成因，或为外邪内饮，或为饮热互结，治宜疏肺散饮。肺胀之证，有偏寒偏热之分。偏寒者，若寒饮郁肺，咳逆上气，喉中水鸡声者，用射干麻黄汤；若痰浊壅塞，咳逆上气，时时吐浊，但坐不得眠者，用皂荚丸；若水饮内结，咳嗽上气，脉沉，或面部浮肿，小便不利者，用泽漆汤。偏热者，若水饮上迫，咳嗽上气，脉浮，胸满者，用厚朴麻黄汤；若饮邪郁肺，热甚于饮，咳喘而烦，目如脱状，脉浮而大者，用越婢加半夏汤；若外邪内饮，饮盛于热，咳喘烦躁，脉浮者，用小青龙加石膏汤。若上气，面浮肿，肩息，脉浮大无根，又加下利，为不治之症。

总之，肺痿多属虚热，肺痈多属实热。其病情可互相转化，虚热肺痿可转为虚寒；肺痈成脓之后，也多转化为虚证；成脓者亦有壮实之人，《外台秘要》桔梗白散即是。因此，在治疗上要以临床见症为主。肺胀之因复杂，故用药配伍变化极大。如麻、桂散风寒，石膏清肺热，皂荚祛痰，泽漆逐水，朴、夏祛湿除满，姜、辛化水饮，以及射干、款冬花、紫菀化痰止咳，等等。又如肺胀以麻黄为主药，与桂枝合用，在于发汗解表；与石膏相配，在于发越水气，兼清肺热；与射干、干姜、细辛、五味子、紫菀、款冬花、半夏同用，在于开结散寒、化痰止咳。总之，肺胀大多为内有水饮，为时气所触发，因而咳嗽上气，症状以上气为主。如咳嗽之因不属于水饮，或咳嗽而不上气的，不属于本病范围。

（8）痰饮

痰饮是以病因命名。痰饮始见于《神农本草经》巴豆条"留饮痰癖"，《素问·脉要精微论》有"溢饮"之名。本篇虽痰饮与咳嗽并列，但咳嗽仅是痰饮所引起的一个证候，而痰饮病不是都有咳嗽。痰饮有广义和狭义之分，广义者为饮病的总称，狭义者为痰饮。

痰饮与水气颇为近似，但水气是水泛全身，以肿胀为主，而痰饮多留于局部，间有咳嗽，很少有浮肿之象。咳嗽上气，虽也由水饮所致，但其病多在肺，以咳嗽为其主症。由于饮邪直接犯肺，痰饮多在胃肠胸胁，除悬饮、支饮外，很少有咳嗽之症，而痰饮之咳嗽大多是由于痰饮间接引起的。这是二者不同之处。

"夫病人饮水多，必暴喘满。凡食少饮多，水停心下，甚者则悸，微者短气。"指出痰饮病形成的原因，是因脾胃健运失职，水精不能四布，以致水饮内停。或肺脏功能失调，不能通调水道；或肾阳虚，不能化气行水等引起。

"问曰：夫饮有四，何谓也？师曰：有痰饮，有悬饮，有溢饮，有支饮。问曰：四饮何以为异？师曰：其人素盛今瘦，水走肠间，沥沥有声，谓之痰饮；饮后水留在胁下，咳唾引痛，谓之悬饮；饮水流行，归于四肢，当汗出而不汗出，身体疼重，谓之溢饮；咳逆倚息，气短不得卧，其形如肿，谓之支饮。"仲景明确地指出痰饮病的证候分类及其症状。

痰饮之证，由于脾胃阳气衰弱不能变化精微以营养肌肤，因而身体消瘦，水停于胃，下走肠间，故沥沥有声。

悬饮之证，因两胁为阴阳升降之道，饮后水留胁下，致使三焦气道受阻，升降失常，咳则气上，与停饮相搏，故咳唾引痛。

溢饮之证，为水饮形成后渐次浸渍四肢肌表，更因感受外邪，毛窍闭塞，不能从汗液排出，因而身体疼痛而重。

支饮为水饮阻滞于胸膈之间，影响肺气升降，以致咳逆喘息，短气不得卧，其形似水肿。

总之，根据水饮停留部位和表现症状的不同，划分为不同类型。

饮邪为患，或走肠间，或沉胁下，或归四肢，甚至可影响五脏。故《金匮要略·痰饮咳嗽病脉证并治》云："水在心，心下坚筑，短气恶水，不欲饮。""水在肺，吐涎沫，欲饮水。""水在脾，少气身重。""水在肝，胁下支满，嚏而痛。""水在肾，心下悸。"水在五脏，又可根据其反映出来的症状而归入四饮。

"夫心下有留饮，其人背寒冷如掌大。""留饮者，胁下痛引缺盆，咳嗽则辄已。""胸中有留饮，其人短气而渴；四肢历节痛，脉沉者有留饮。"上述内容指出了饮邪留聚的部位不同，所致的证候有异。留饮之发生，乃是饮邪久留不去所致。由于初饮留于心下，阳气不达，所以背部寒冷。留饮在胁下，则痛引缺盆，咳嗽转甚。短气为水饮留于胸中，致呼吸不利所致。口渴为水饮停留，气不能化津上输所引起。水饮流注关节，以致四肢历节痛。脉沉为非外邪作痛，这也是辨证之要点所在。故尤在泾说："留饮即痰饮之留而不去者也。背寒冷如掌大者，饮留之处，阳气所不入也。"曹颖甫说："下焦不通则留积胁下，水停腰部则痛引缺盆，咳嗽则痛不可忍，故欲咳则辄已，辄已者中止之谓，此为支饮之十枣汤证。水不循三焦下行，乃流溢四肢而历节痛，此为当发汗之溢饮证，用麻黄加术汤为宜。"

"隔上病痰，满喘咳吐，发则寒热，背痛腰疼，目泣自出，其人振振身瞤剧，必有伏饮。"此为饮伏于内，因外邪引动发作之证。其平素饮伏不显，外因风寒之邪引动伏饮，因而满喘咳吐，气阻痰壅，咳剧则目流泪水。发作甚则见身体振振瞤动，此与苓桂术甘汤证之振振摇身、真武汤证之振振欲擗地是同一病机，皆为阳虚水不化气所引起。因表有风寒，故寒热、背痛腰疼。本条可能是哮喘，乃饮之伏而骤发，往往因风寒引起。治疗时，若夹热者可用大青龙汤，夹寒者可用小青龙汤。故《医宗金鉴》云："伏饮者，乃饮留膈上，伏而不出，发作有时者也。即今之或值冬寒，或感春风，发则必喘满咳吐痰盛，寒热背痛腰疼，目泣自出，咳甚则振振身动，世俗所谓哮喘病是也。"

弦脉为痰饮之主脉。《金匮要略·痰饮咳嗽病脉证并治》云："脉双弦者寒也，皆大下后里虚；脉偏弦者饮也。""肺饮不弦，但苦喘短气。""支饮亦喘而不能卧，加短气，其脉平也。""脉浮而细滑伤饮。"弦为阴脉属阴邪。弦脉也可见于大下之后的里虚寒证，因此须辨别是痰饮，还是虚寒。痰饮之脉偏弦，虚寒之脉为双弦。饮邪犯肺多见右脉弦，但亦有不弦者，这与饮邪未停积有关，所以仲景指出临床之时要脉证合参。支饮之主证为咳逆倚息、不得卧、脉沉弦、短气。伤饮为一时性胃中停水，脉浮而细滑为微饮伤气之象，故必须辨别主证，予以对证治疗。

饮为阴邪，易伤阳气，脾主湿土，赖阳气以健运，饮邪伤人，脾气先困，脾失健运，则肺气壅滞，不能化水，肺为水之上源，肺气不降，则肾阳不能化气上承，升降之机既塞，则水饮停聚而为患，究其源都由于阳不化气，温药有健运中州、布化阳气之功，故《金匮要略》云："病痰饮者，当以温药和之。"温药非燥烈之品，燥烈之品更伤人之阳气，这是治疗痰饮之大法。

《金匮要略》云："心下有痰饮，胸胁支满，目眩，苓桂术甘汤主之。""夫短气有微饮，当从小便去之，苓桂术甘汤主之，肾气丸亦主之。"这指出了痰饮病的两种不同病机及治法。

历代医家对胸胁支满、目眩之痰饮主症有两种意见，或认为因手厥阴心包经受邪，阻其胸中阳气，水精不能上布，或认为是饮停胃中，脾湿肝郁，胆气不降。我认为是饮邪初发，脾阳不运，以致水饮停聚。阳明经脉走胸，少阳经脉走胁，两经经气既虚，水饮凝聚，影响经气输注，所以胸胁支满，饮邪上冒则目眩。本证可能还有气上冲胸之症，为饮病之初，正气未衰，与饮邪冲激所致。短气为水饮停留，气化不利所致。其发病有属脾属肾之不同，故一以益脾之阳以行水，一以温肾阳以化水，气化利则饮从小便而出。二方之鉴别如下表：

表4　苓桂术甘汤与肾气丸之鉴别表

方名	功效	病因病机	症状
苓桂术甘汤	温脾阳以行水	脾阳虚不能行水致水停心下	短气，小便不利，心下悸，胸胁支满，目眩等
肾气丸	温肾阳以化水	肾阳虚不能摄水致水泛心下	短气，小便不利，腰痛，小腹拘急等

苓桂术甘汤（《伤寒论》）：主治痰饮病，胸胁满闷，眩晕心悸，或短气而咳，舌苔白滑。

处方：

　　　　茯苓12g　　　　桂枝10g　　　　白术10g　　　　炙甘草6g

水煎，分温三服。

"腹满，口舌干燥，此肠间有水气，己椒苈黄丸主之。"此为水停肠间，痰饮实证的治法。

腹满、口舌干燥为水停肠间，阳气被阻，津液不能上承之故也。因脾气先困，不能转输水液，肺与大肠相表里，肺气膹郁下降，大肠传导与膀胱水道的通利受阻，以致水饮停蓄，漫无去路，溢于中则腹满，流走肌腠则见浮肿。以药测证，可能还有浮肿、小便不利等现象。本病的腹满在于腑气壅滞不通，故为实证，所以用己椒苈黄丸宣上运中，导水下行，前后分消。脾肾阳虚之水饮留滞者禁用。喻嘉言认为本条为溢饮；龚老认为系广义痰饮中溢饮发展的一个过程，临床上所见痰饮病（狭义）腹满者，往往下肢也有轻度浮肿。

己椒苈黄丸（《金匮要略》）：主治水饮停聚所致的咳喘、肿满。

处方：

防己 30g　　　　椒目 30g　　　　葶苈（炒）30g　　大黄 30g

共研细末，炼蜜为丸，如梧桐子大，先食服 10 丸，日 3 次，稍增，口中有津液；渴者，加芒硝 15g。

"病者脉伏，其人欲自利，利反快。虽利心下续坚满，此为留饮欲去故也，甘遂半夏汤主之。""此为留饮欲去故也"一句，应接在"利反快"之后。脉伏与沉脉相似而又不同，沉者重按乃得；伏则重按亦不可得，必推寻至筋骨乃见。伏脉之体虽微细，亦必隐隐有力。张景岳说："此阴阳潜伏阻隔闭塞之候。"临床上见到伏脉，往往为邪正交争的剧烈阶段。如正胜邪却，病有去路，则脉亦得而外见。今病者脉伏，其又欲自利，正是饮邪与正气相搏，必有腹痛；如正胜邪却，得下利而自觉轻快，是饮邪欲去之象；如虽得下利，病人自觉心下仍然坚痛，为饮邪未能随利尽去，必借助于药力，故以甘遂半夏汤因势利导之。

"利反快"是正气来复，饮邪将去，留饮欲去故也。"虽利心下续坚满"为饮邪积聚于内未被排除，故甘遂半夏汤主之。

甘遂半夏汤（《金匮要略》）：主治留饮水湿积聚所致心下坚满者。

处方：甘遂大者 3 枚，半夏 12 枚，以水 1 杯，煮取半杯去滓；芍药 5 枚，炙甘草如指大 1 枚，以水 2 杯煮取半杯去滓；以蜜 60g 和药汁再煎 15 分钟，顿服之。

"卒呕吐，心下痞，膈间有水，眩悸者，小半夏加茯苓汤主之。""先渴后呕，为水停心下，此属饮家，小半夏加茯苓汤主之。"此为痰饮停聚于胃，上逆作呕的证治。

胃气以降为顺，水饮停留则胃气上逆作呕；水气凌心则悸；阻遏阳气则目眩。"膈间"指心下之胃脘部位，这是一时性胃中停水的证治。先渴乃水停于胃，津不上承，渴则必须饮水，水入于胃，与饮冲激，上逆则呕。若其人中阳素虚，饮邪上逆，或因呕多导致气虚上逆者，附《外台秘要》茯苓饮方（党参 12g，白术 10g，茯苓 12g，陈皮 10g，枳壳 10g，生姜 10g），有补中益气、蠲饮降逆之功。

小半夏加茯苓汤（《金匮要略》）：主治痰饮上逆，胸膈痞闷，呕吐，眩晕，心悸等症。

处方：

　　　　法半夏 20g　　　生姜 10g　　　　茯苓 12g

水煎，分温再服。

陆渊雷说："此方之证即小半夏汤之证加心下痞与眩悸，故方中加茯苓以镇悸行水。心下痞因胃中水满之故，以其别于泻心汤之痞，故自注曰膈间有水，可知胃部必有振水音，更参合呕吐眩悸，知非泻心证之气痞也。"

"假令瘦人脐下有悸，吐涎沫而癫眩，此水也，五苓散主之。"

此为脐下有蓄水之证治。因中阳衰微不能行水，以致水饮潴留脐下似有跳动之感。尤在泾说："瘦人不应有水，而脐下悸则水动于下矣。"吐涎沫而癫眩，是水饮上冒所致。以药测证，当有小便不利的症状。

五苓散（《伤寒论》）：主治水湿内停，小便不利，舌苔滑润，或发热烦渴，水入即吐，以及水湿肿满之证。

处方：

　　　　茯苓 10g　　　猪苓 10g　　　白术 10g　　　泽泻 10g

　　　　桂枝 6g

为散剂或汤剂均可。

小结：此为狭义痰饮的证治，脾阳不运的用苓桂术甘汤；肾虚饮停的用肾气丸；肠间有水的里实证用己椒苈黄丸；脉伏下利、心下续坚满的用甘遂半夏汤；脐下有蓄水上逆的用五苓散。其中，小半夏加茯苓汤为治一时性胃中停水，是痰饮病的类证治法，也是在"温药和之"的基础上提出来的。

"脉沉而弦者，悬饮内痛。""病悬饮者，十枣汤主之。"此为悬饮之脉证及治法。悬饮之叙述简单，可参看《伤寒论》152 条，以求了解其全貌。悬饮是以胁下痛，上引胸中而咳，脉沉有力，甚则心下痞、干呕短气为主症，初起往往有寒热表证，可先服小青龙汤以解表，表解后再用十枣汤。若见病人身体虚弱且久病而无上述症状者，当慎用。《三因极一病证方论》将十枣汤药物研末，枣肉和丸，采用峻剂缓投的服法可取。

十枣汤（《伤寒论》）：主治悬饮，胁下有水气，见咳唾胸胁引痛、心下痞硬、干呕短气、头痛目眩等症，且体质壮实者。

处方：

芫花（炒）　甘遂　大戟各等份

三味捣筛，以水1杯半，先煮肥大枣10枚，取1杯去滓，纳药末，强人服1.2g，羸人服0.6g，晨早温服之，不下者，明晨更服1.5g，得快利后，糜粥自养。

赵以德说："脉弦病在里也，凡弦者为痛为饮为瘀，悬饮积结在内作痛，故脉见沉弦。"徐忠可说："盖悬饮原为骤得之证，故攻之不嫌峻，而骤若稍缓，而为喘息浮肿矣。"

"病溢饮者，当发其汗，大青龙汤主之，小青龙汤亦主之。"此为溢饮的治法及方剂。溢饮为水饮泛溢于肌表所致，以身重疼痛为主症的疾病，均可用大小青龙汤治疗，但两方应用有别。新发饮证，表证重，有呼吸紧迫、寒热烦躁等表寒里热证的用大青龙汤，发汗逐饮除烦；若久病痰饮，表证轻，有肢体沉重、恶寒喘咳等寒证的用小青龙汤，祛寒散饮。故知溢饮的治法在于发汗行水，所以用大、小青龙汤。如无表证，可用越婢汤之类。否则，可因误汗导致亡阳。

大青龙汤：见喘证。

小青龙汤：见喘证。

总之，"水气流行，归于四肢"，四肢主阳，水在阴者宜利，在阳者宜汗。所以，徐灵胎说"水在中当利小便，水在四肢当发汗"，此为治疗之总诀。

"膈间支饮，其人喘满，心下痞坚，面色黧黑，其脉沉紧，得之数十日，医吐下之不愈，木防己汤主之，虚者即愈，实者三日复发，复与不愈者，宜木防己去石膏加茯苓芒硝汤主之。"这指出肠间支饮的症状及其治法。因水饮停于肺胃，以致肺胃气机不利，故喘满、心下痞坚。从所述得之数十日，医吐下之不愈，可知脉象沉紧，面色黧黑等为水饮内结，久病正虚之象，所以治宜木防己汤补虚散饮。所谓虚者即愈，实者三日复发，复与不愈者，虚与实在此处作轻与重解释，即轻者服汤后就痊愈了，重者服汤药后症虽减，但因病重药轻，因此，三日之后复发。再与不见效，这种重症必须用木防己汤去石膏加茯苓、芒硝才能治愈。

两方应用的关键在心下痞坚的程度，如用木防己汤通阳利水后，痞坚已软，可知其不再发；若服汤后心下坚实不减，是病根未除，虽喘满一时减退，可知其不久必发，故去石膏加茯苓、芒硝以通滞利水。石膏用于痰饮，必须是证候属实者。

木防己汤（《金匮要略》）：主治支饮，水停胸胃，症见喘满、心下痞坚、面色黧黑、脉沉紧。

处方：

　　　　防己 10g　　　　石膏 30g　　　　桂枝 6g　　　　党参 12g

水煎，分温再服。

木防己去石膏加茯苓芒硝汤。

处方：

　　　　防己 6g　　　　桂枝 6g　　　　党参 12g　　　　茯苓 12g

　　　　芒硝（冲化）6g

水煎，分温再服。微利则愈。

故唐容川说："膈即心下之膜膈，正当心下，属三焦少阳，少阳无吐下法，正以其在膈膜间，吐下不能愈之也。三焦膈膜，通气行水之道也。"

"呕家本渴，渴者为欲解，今反不渴，心下有支饮故也，小半夏汤主之。""心下有支饮，其人苦冒眩，泽泻汤主之。""支饮胸满者，厚朴大黄汤主之。"（按：胸满当是腹满，胸满无用承气之理）。

此为支饮的兼症及治法。呕吐后口渴为饮邪已从呕而解，渴为阳气来复之象，故渴为欲解，今呕后不渴，为饮停心下，可用小半夏汤治疗。呕后口渴，为饮去阳复之象，为病欲解。呕后不渴，为心下有停饮，宜用小半夏汤。头目眩冒，此心下有水饮上冒所致，故用泽泻汤健脾利水。腹满者为支饮兼胃实，所以用厚朴大黄汤下水祛实。

小半夏汤（《金匮要略》）：主治呕吐，胸闷不渴，舌苔白，偏于寒者。

处方：

　　　　法半夏 25g　　　生姜 12g

水煎，分温再服。

泽泻汤（《金匮要略》）：主治心下有支饮所致的头目眩冒。

处方：

泽泻 30g   白术 15g

水煎服，分温再服。

厚朴大黄汤（《金匮要略》）：主治痰饮结实，症见腹满、心下时痛等。

处方：

厚朴 25g   大黄 12g   枳壳 12g

水煎，分温再服。

说明：厚朴大黄汤与小承气汤、厚朴三物汤药味相同，而分量不同，故作用有异。

"支饮不得息，葶苈大枣泻肺汤主之。"此为支饮壅塞肺气的实证及治法。支饮本为饮停胸膈。若肺气被水阻塞，致呼吸不利而出现喘息之症，故可用此方直泻肺水。以气壅则液聚，液聚则热结，所以与肺痈同治。

葶苈大枣泻肺汤（《金匮要略》）：见哮病。

"夫支饮家，咳烦，胸中痛者，不猝死，至一百日，或一岁，宜十枣汤主之。"此为久病支饮正气尚盛的证治。支饮原无心烦胸痛的表现，若见到此症，说明病势向里，直接影响心肺，很可能突然死亡。如正气尚盛，能延续一百天或一年，而原有咳嗽、心烦、胸痛之症仍然存在，仍宜用十枣汤逐水，再图其本。故喻嘉言曰："至一百日或一年不死，阳气未散，神魄未离，可知唯急去其邪，则可安其心，所以不嫌于峻攻也。"

十枣汤：见前悬饮。

"咳逆倚息不得卧，小青龙汤主之。"

"青龙汤下已，多唾口燥，寸脉沉，尺脉微，手足厥逆，气从少腹上冲胸咽，手足痹，其面翕热如醉状，因复下流阴股，小便难，时复冒者，与茯苓桂枝五味甘草汤，治其气冲。""冲气即低，而反更咳胸满者，用桂苓五味甘草汤，去桂加干姜、细辛，以治其咳满。""咳满即止，而更复渴，冲气复发者，以细辛、干姜为热药也，服之当遂渴，而渴反止者，为支饮也；支饮者法当冒，冒者必呕，呕者复内半夏，以去其水。""水去呕止，其人形肿者，加杏仁主之。其证应内麻黄，以其人遂痹，故不内之，若逆而内之者必厥，所以然者，以其人血虚，麻黄发其阳故也。""若面热如醉，此为胃热上冲熏其面，加大黄以利之。"

以上叙述指出支饮阴阳两虚，服小青龙后的几种转归及治疗方法。

上述各证候应当从整体看待。"咳逆倚息不得卧"，为外寒触动内饮所致，故用小青龙汤散寒逐内饮。因病者阴阳两虚，不宜用麻黄表散。初见咳逆倚息不得卧而用小青龙汤，则麻黄耗其阳气，以致伤津，因阳气受损，而出现多唾口燥、寸脉沉、尺脉微、手足厥逆等症。服小青龙汤后，表寒虽退，而内饮未消，引起下焦冲气上冲胸咽，手足痹，其面翕热如醉状，因复下流阴股，小便难等冲气反复的症状，治以冲气为急，故用苓桂味甘汤平其冲气。服苓桂味甘汤后，冲气虽平，因肺部寒饮未除，所以咳嗽胸满复发，故用上方去桂加姜辛温肺散寒，以治咳满。"咳满即止，而更复渴，冲气复发者……为支饮也。"是假设推想，借以说明胃部水饮未消，故发生上冒呕吐，因服苓甘五味姜辛汤后，咳满消失了，如果出现口渴复发的话，那就是服了姜辛等热药引起的。而今未见口渴而有呕吐之症，说明胃中水饮上冒所致，应于上方中加半夏，以消饮止呕。服苓甘五味姜辛半夏汤后，如形肿（为水气外溢）者，加杏仁以宣利肺气；如面热如醉（为胃热上冲）者，加大黄以利其胃热。至于其证应纳麻黄者，主要说明其人形肿的证候，按常理应用麻黄，今不用麻黄者，是因血虚之故也，如果再用麻黄发散其阳，可导致手足厥逆之症。

苓桂味甘汤（《金匮要略》）：主治内饮未消，下焦冲气上冲胸咽，手足痹，面热如醉，小便难等。

处方：

　　　　茯苓 12g　　　　桂枝 12g　　　　炙甘草 10g　　　　五味子 10g

水煎，分温 3 服。

苓甘五味姜辛汤（《金匮要略》）：主治肺部寒饮未除，咳嗽胸满之证。

处方：

　　　　茯苓 12g　　　　甘草 10g　　　　干姜 10g　　　　细辛 5g

　　　　五味子 10g

水煎，日 3 服。

苓甘五味姜辛半夏汤（《金匮要略》）：主治胃中水饮上冒，呕吐者。

处方：

前方加法半夏 10g。

苓甘五味姜辛半夏杏仁汤（《金匮要略》）：主治其形如肿为水气外溢者。

处方：

前方加杏仁 10g。

苓甘五味姜辛半夏杏仁大黄汤（《金匮要略》）：主治面热如醉，为胃热上冲者。

处方：

前方加大黄 10g。

赵以德《千金方衍义》说："前四变随证加减施治，犹未离本来绳墨，至第五变，其证颇似戴阳，而独断阳明胃热，乃加大黄以利之。按阳明病面合赤色，不可攻之，如其肾虚，阳气不藏，故以攻下为戒，而此平昔阴亏血虚，反用大黄利之者，以其证变叠见，虽有面热如醉，脉见寸微尺沉，洵非表邪怫郁，而为胃中热蕴无疑，竟行涤饮攻热，不以阴虚为虑而致扼腕也。"

小结：支饮是饮停胸膈，有影响于肺与胃之别。偏于胃者，用小半夏汤、泽泻汤、厚朴大黄汤等；偏于肺者，用葶苈大枣汤、十枣汤、小青龙汤等；但肺胃往往不能截然分开，所以用木防己汤兼治肺胃之水饮。

痰饮预后："脉弦数有寒饮，冬夏难治。""久咳数岁，其脉弱者可治，实大数者死，其脉虚者必苦冒，其人本有支饮在胸中故也，治属饮家。"这是从脉象推断其预后。弦脉为寒，数脉为热，此证是内有寒饮，又现数脉，为脉症不符之象。从时令说，冬寒则利于热，而不利于饮，夏热则利于寒，而不利于热。从用药来看，用热药治饮则助热，用寒药治热则助饮，故为难治。临床上见脉症不符者，治疗多属困难，其他疾病也是如此。

久咳数岁，正气必虚，所以其脉弱是正常现象，故可治；如脉反实而数，这是反常之脉象，故断其必死。久咳数岁，脉弱者，正气虽虚，邪气亦衰，故可治。唯脉实大数者，邪盛而正气衰竭，故死。至于脉虚苦冒，为有支饮在胸中，治法可与泽泻汤互参。

总之，脉症相符者可治，脉症不符者难治。

结语：痰饮为常见之病，临证之时必须细察脉症，分析病因，辨证施治，才可获效。

第一，痰饮的形成与内脏的关系：主要由于脾肾阳虚，水饮不化所致。脾既不运，肺失所养，不能通调水道；肾阳不足，则水不化气，影响三焦水道的通利，因而导致痰饮的发生。

第二，四饮分类法：以证候为主要依据。先认识饮病，再辨证施治。必须掌握方药的主治及饮证的主症，才能合理应用方剂。例如，十枣汤既可用于悬饮，又可治支饮；小青龙汤既能疗支饮，又能治溢饮。

第三，本篇的范围相当广泛，除痰饮外，还包括水气病在内，同时在痰饮病中又包括一部分由外来水饮侵害而引起的饮病。因此，本篇有些方剂可补水气病治疗的不足。如将这两篇结合研究，收获更大。

第四，痰饮与水气的关系：水和饮是同类异名，皆为人体不正常的水液停留所致，一般来说，水饮停留于体内某一局部所引起的病变叫痰饮，水饮泛滥于全身而引起的病变叫水气。

第五，痰饮与咳嗽上气的关系：咳嗽上气虽也有因饮邪所引起的，但其病位多在肺；而痰饮的病位多在胃肠及胸胁。二者均有咳嗽，但病机不甚相同，咳嗽上气为水饮直接造成，痰饮的咳嗽是水饮间接所致。

第六，痰饮的发病部位、主症及治法：痰饮发病部位在胃肠，是以胸胁支满、心下悸、身瞤动、小便不利为主症，治疗宜温阳化水，以苓桂术甘汤、肾气丸为主方。悬饮的发病部位在胁下，是以胁下痛，上引胸中而咳，脉沉弦，甚则心下痞硬为主症，治宜逐水，以十枣汤为主方。溢饮发病部位是水泛滥全身，以四肢浮肿、身体沉重疼痛为主症，治宜发汗，以大青龙汤为主方。支饮发病部位在胸膈，以心下支满、咳逆倚息不得卧、其形如肿为主症，治宜利水，以木防己汤及其加减方为主方。

4. 论老年患者的诊治

人入老境，脏腑功能减退。心气衰，神思不健；肝肾亏，目不明，耳失聪，毛发脱，牙齿落；脾胃弱，水谷精微化生不足，故以阴阳两虚，气血不足多见。治疗上应"以补为用"，患外感、内伤，皆应以固正除邪为主，不宜过汗、过吐、过下。总之，以存津液为原则，勿伤正气。"察色按脉，先别阴阳"。如何辨别老人病之阳虚与阴虚呢？

　　大凡阳虚者阴必盛，外虽现一切火证，近似实火，但阳虚之人必面色唇口青白无华，目瞑蜷卧，声低息短，少气懒言，身重畏寒，口吐清水，饮食无味，舌苔灰滑或黑润，或紫白色，或淡黄润滑，满口津液，不思水饮，即饮亦喜热汤，二便自利，自汗肢冷，爪甲青紫，腹痛囊缩，脉浮空，细微无力。种种病形，皆是阳虚的真面目，治当扶阳抑阴。

　　大凡阴虚之人，阳气自然必盛。阴虚者必面目唇口红色，精神不倦，张目不眠，声高响亮，口臭气粗，身轻恶热，二便不利，口渴饮冷，烦躁谵语，或潮热盗汗，干咳无痰，饮水不休，舌苔干黄或黑黄，全无津液，芒刺满口，六脉长大有力。种种病形，皆是阴虚的真面目，用药即当益阴以配阳。

　　老年病人以顾护肾阳虚、肾阴虚为治本之道，偏于肾阳虚的治疗重点应放在扶阳抑阴上，方以四逆汤为主。处方：制附片、干姜、炙甘草、肉桂。用附片扶肾阳，干姜温脾阳，肉桂通心阳，炙甘草调和诸药且益中土。药味虽少，对扶阳抑阴疗效甚宏，不能轻视。偏于肾阴虚的治疗重点应放在益阴配阳上，方以六味地黄汤为主。处方：生地黄、山萸肉、丹皮、山药、茯苓、泽泻。阴虚火旺者加知母、黄柏。老年肾虚，临床上又往往以阴阳两虚证为多见，论治时不能强调一面，忽视全面。若肾阴肾阳两虚的，以扶阳滋阴兼顾为宜，方宜桂附地黄汤。处方：肉桂、制附片、生地黄、山萸肉、丹皮、山药、茯苓、泽泻。

　　治疗阴虚、阳虚、阴阳两虚之证，还可选用左归饮、右归饮、三才封髓丹、潜阳丹等方。

　　由于先天肾阴肾阳两虚，可引起后天脾胃失调，消化不良。肾虚补肾，脾虚补脾，唯胃气调和者相宜。若胃气不和，则滋补肾阴徒令凝滞胃脘，温补脾阳反致劫燥胃阴，饮食日减，虚何由而复。胃为水谷之海。若五脏无论何脏虚而关于胃者，必从胃治，胃气有权，脏虚皆可弥补，故胃之关系于一身最为重要，"有胃气则生，无胃气则亡"。老年病人尤其如此。

　　老人病后，忽流清涕不止，喷嚏不休，服一切外感解散之药不应，而反甚者何故也？除非外感之寒邪，乃先天真阳之气不足于上，而不能统摄在上之津液所致。外感之清涕、喷嚏，则必现发热、头疼、身痛、畏寒、鼻塞等症。故治老人病后之清涕、喷嚏，宜大补先天阳气，方用大剂四逆汤，使阳回精关固，清涕可止。

大便不畅，或秘结，或脱肛，为老年人之常见病。此多缘于气血不足，血枯肠燥，或中气下陷，或兼有肾阳虚，故治疗时以补中益气为主，肾阳虚者加肉苁蓉之类。不宜用攻下之药。

小便清长，次数频多，大便不实，或溏泻，或五更泄，多为脾肾阳虚、命门火衰之证，治宜扶肾阳、温命门为主。

老年人因脏腑功能衰减，必须慎起居、节饮食、清心寡欲、严戒烟酒、避邪气，同时坚持体育锻炼，方能延年益寿。

5. 其他杂病

（1）鼻衄

鼻衄是鼻腔出血，有的是一侧鼻腔出血，也有的是两侧鼻腔出血，有的出血较少，也有的出血较多，或大量出血，出现头昏目眩、口鼻干燥、大便秘结、小便赤涩量少、舌质红、苔黄燥、脉滑大或弦数。

病因："鼻为肺窍"，为气体出入之通道，"肺气通于鼻"，风热及温热之邪上乘，侵犯肺系，肺失清肃，从肺窍出入，伤损鼻腔之络脉，可致鼻衄；或因风寒由皮毛入侵，蕴肺化热，伤损肺络，亦可衄血，因于肺热此其一也；或因心经火旺犯肺，肺为心火所灼，火气上炎，从肺窍出入，亦可伤及鼻络而衄血，此其二也。

治则：其一，肺热所致鼻衄，治宜辛凉解表、凉血止血。其二，心火灼肺之鼻衄，宜清热养阴、凉血止血。

处方一：

金银花 15g　　　连翘 10g　　　牛蒡子 12g　　　薄荷 10g

鲜茅根 30g　　　侧柏叶 30g　　　仙鹤草 30g

轻煎服，日 1～2 剂，血止后停药。

方解：此乃辛凉解表之银翘散加减而来，方用金银花、连翘、牛蒡子、薄荷辛凉解表散邪，牛蒡子尚能散风热、通大便，肺与大肠相表里，肺热壅盛，可致大便燥结，鲜茅根、侧柏叶、仙鹤草凉血止血。

处方二：

焦山栀 10g　　　生地黄 24g　　　大蓟 12g　　　小蓟 12g

仙鹤草 30g　　　侧柏叶 30g　　　鲜茅根 30g

水牛角尖（先煎半小时）30g

水煎服。

方解：此乃清热凉血之犀角地黄汤变化而来，今犀角临床禁用，重用水牛角尖代之，宜久煎。水牛角为主药，清心火解毒，心火得清，肺热可平；山栀撤三焦之火热；生地、茅根凉血滋阴，可助水牛角清血热、解火毒之功。仙鹤草、大小蓟、侧柏叶凉血止血为辅。本方清心火、凉血止血之力极强，鼻衄血极多者亦可止。

（2）内痔便血

血从谷道（肛门）而下，在大便前或大便后下血，或单纯下血者，统称为便血。对便血较早而详细的论述者有明代张景岳，他指出"血在便后来者其来远，远者或在小肠，或在胃""血在便前来者其来近，近者或在广肠，或在肛门"（《景岳全书》）。后世医家又据血色之清浊分"肠风下血"和"脏毒下血"。如《证治要诀》："血清而色鲜者为肠风，浊而黯者为脏毒。""肠风下血"者多为肛门直肠部位之病变。如今之内痔、外痔、肛裂、直肠息肉、直肠和肛管部癌变等许多疾病都有便下鲜血的症状，都属"肠风下血"的范畴。中医认为肠风下血系因过量饮酒，饥饱不匀，或过食辛辣，或肥甘美味太过，或久坐久立，或重力太过，或素来便结等致湿热蕴结，下注大肠损伤血络而成便血。此证初起为实，久则营阴受损，证多虚实参半。

"肠风下血"其血鲜红为临床常见之症状，可见于多种急慢性疾病。今就内痔所致的"肠风下血"之证治做一介绍。

临床症状：初期内痔每于大便燥结时，在粪之表面带有鲜血，或便后从肛门有鲜血点滴而下，因无所苦，不易觉察，往往见血沾手纸上方引起注意。痔较重者可于便时内痔脱出，便后自行收回。偶有肛门坠胀，便时滴血增多。痔极严重者，于排便时痔脱出不能自然收回，须外力推之方可缩回。因痔反复摩擦，其皮增厚，出血反而少见。因痔不能自行回缩，肛门胀痛极为痛苦。偶因摩撞皮破而血流如注。

处方：初期及较重期内痔，完全可以用内服药治愈。余用鬼针草嫩叶切碎，调和鸡蛋2枚，不放盐，可加少许白糖，用植物油煎之，早晨空腹吃，连服5~7天，内痔可自行脱落（鬼针草嫩叶煎鸡蛋分量以调蛋合适为度）；或用鬼针草

60～90g，煎水服，每日1剂，连服30余剂亦可。内痔肿痛时，用上好槐花15g泡开水服，疗效极好。

注：鬼针草（渝州又名一包针）系菊科植物鬼针草的全草。全草入药。《本草拾遗》载："味苦，平，无毒。功用清热、解毒、散瘀、消肿。"《泉州本草》载："消瘀镇痛，治肠出血。"

槐花系豆科植物槐树的花蕾。上好槐花指花蕾将开时，采鲜花晒干备用。若花开落地后，从地上扫来晒干者，疗效不佳。其味苦，性凉，有清热、凉血、止血之功，主治肠风便血、痔血。

（3）崩漏

功能性子宫出血，主要表现为月经期过多和行经期延长，可归入中医学"崩漏"范畴论治。崩与漏的临床表现虽不同，但其发病机理则一，并常可互相转化。如《济生方》："崩漏之疾本乎一证，轻者谓之漏下，甚者谓之崩中。"所以，中医"崩""漏"常并称。来势急，出血量多，且血色鲜者叫"崩"；行经时间延长，且血色淡，淋漓不净的称"漏"。大量的经血暴下，叫"崩"；周期延长，淋漓不断，称"漏"。对于崩漏，临床应诊时应详细询问患者病史，已婚妇女，则应首先想到妊娠流产、宫外孕等，老年妇女则应想到子宫肌瘤和恶性肿瘤。流产、宫外孕、肿瘤等多种妇产科疾病虽都属中医崩漏范畴，可按崩漏论治，但这些疾病往往症情急迫，内服中药一时难以奏效，要采取中西医结合诊治，其疗效较好。

临床症状：每次行经血量多，且出血时间延长，约旬日方净，或淋漓半月不止，间隔5～7天又行，因失血过多，常有头昏、心悸、乏力、倦怠、面淡少华等症，舌质淡，脉细弱。

病因病机：冲为血海，乃全身气血运行之要冲，任主胞宫，主一身之阴，凡精、血、津、液皆属任脉总司。冲任之脉皆始于胞中，若冲任受损，不能制约经血，血下不止，发为崩漏。

治则与方药：论治首当分清崩与漏，崩有虚有实，漏则虚多实少。虚证中以气虚、阴虚、血虚较为多见，实证中则以血瘀、血热、气郁较为多见。

①出血量多或持续不断，色淡红，自汗气短，颜面浮肿，腹胀便溏，舌苔白腻，脉虚弱者，辨为脾气虚弱，不能统血。治宜益气温中。

处方：

> 党参 15g　　　黄芪 20g　　　当归 10g（可用鸡血藤 15g 代）
>
> 陈艾叶 10g　　炮姜炭 10g　　炙甘草 10g　　　茜草 12g
>
> 乌贼骨 12g

水煎服。

②出血持续不断，色淡或暗，少腹寒冷，腰背酸痛，恶寒，舌淡苔滑，脉沉细弱者，辨为肾阳不足，血室虚寒。治宜温肾补阳、温运血室。

处方：

> 补骨脂 10g　　菟丝子饼 10g　　炒杜仲 12g　　核桃肉 30g
>
> 官桂 10g　　　台乌 10g　　　血余炭 10g　　陈艾叶 10g

水煎服。

③出血量多而色淡红，面色萎黄，心悸，头晕目眩，舌质淡，脉细弱者，辨证系因心主血，脾统血，心脾失司所致。治以补养心脾。

处方：

> 当归 10g　　　川芎 6g　　　熟地 10g　　　白芍 10g
>
> 党参 12g　　　炒白术 10g　　茯苓 12g　　　制香附 10g
>
> 益母草 30g　　女贞子 30g　　旱莲草 30g

水煎服。

又方：三七粉 1~2g，用五味子 6g 煎汤冲服，每日 2~3 次。

④出血量多，色深红，面赤，口干渴欲饮冷，舌尖红，苔黄腻，脉弦数者，辨为血热妄行，血不循经。治宜清热凉血。

处方：

> 侧柏叶 60g　　大蓟 15g　　　小蓟 15g　　　虎杖 30g
>
> 益母草 30g　　槐花 15g　　　焦山栀 10g　　白茅根 30g

水煎温服。

⑤出血量多，色紫黑有块，块去则痛减，下腹胀痛，拒按，小便清长，舌苔灰暗，脉弦涩者，辨为血室瘀滞。治宜活血祛瘀。

处方：

> 鸡血藤 30g　　川芎 10g　　　赤芍 12g　　　桃仁 12g

　　　　泽兰叶 30g　　　制香附 12g　　　茜草 12g　　　乌贼骨 12g

水煎温服。

　　⑥出血量或多或少，或淋漓不断，胸腹胀满，甚则乳房亦胀痛，头痛，胃纳差，或嗳气，或矢气，舌苔淡黄或白腻，脉弦涩者，辨为肝郁气滞。治宜条达肝气。

　　处方：

　　　　柴胡 12g　　　　白芍 15g　　　　炒枳壳 10g　　　甘草 6g

　　　　郁金 10g　　　　陈皮 10g　　　　青藤香 6g　　　　血见愁 12g

　　　　茺蔚子 15g

水煎温服。

　　（4）黄肿病

　　钩虫病属于中医"黄肿""黄病"的范畴。《医砭》曰："黄肿多有虫与食积，有虫必吐黄水，毛发皆直，或好食生米茶叶之类，用使君子、槟榔、雷丸之属。"《诸病源候论》云："九虫者，一曰伏虫，长四分。其伏虫之状颇与钩虫相似。前人的这些论述为我们了解钩虫的起因、症状及治疗指明了方向。由于钩虫病以贫血为主症，故有"黄肿病""桑叶黄""懒黄病"之称。龚师在临床工作中，自拟"青没丸"治之，收到了较为满意的效果。

　　临床症状：本病以贫血为主症。轻者头晕乏力；重者神疲乏力、心悸气短、头晕耳鸣、眼花怯寒、面色萎黄或苍白、皮肤干燥、下肢或全身浮肿。有的可出现恶心呕吐、上腹不适或疼痛、潮热。有的食欲亢进，少数患者有异食生米、泥土、石块、木炭、瓦片、破布等怪癖，儿童则有发育和智力障碍，妇人则月经不调。

　　病因病机：本病是感受粪土湿浊之邪，或饮食不洁，或劳逸失宜，损伤脾胃，致水谷运化障碍，湿从内生，湿郁化热，湿热蕴结于肠胃，虫伏肠中，耗伤水谷精微，而产生脾虚积滞之证。久病脾胃受损，运化失职，致气血来源不足，故面色萎黄或苍白，头晕耳鸣，神疲乏力，心悸气短，妇女月经不调等气血两虚之证。

　　治则：解毒杀虫，温中燥湿，活血补血。

　　方药：青没丸。

青矾（火煅、醋淬 7 次，使青矾变为红色为度）30g 　　制没药 16g

干姜 12g

各研细末，水泛为丸如黄豆大，朱砂为衣。亦可蜜丸。每日 3 次，每服 5～7 丸，饭后 1 小时开水送下。可连服半月至 1 个月。

方解：青矾燥湿杀虫补血，制没药活血止痛，干姜温运中阳，朱砂解毒。合而用之，有解毒杀虫、温中燥湿、活血补血之功。

注：青矾，又名绿矾、皂矾、绛矾。性寒，味酸，有小毒，入肝、脾二经。

验案举例

张某，男，29 岁，农民。1969 年 8 月初诊。

患者面色萎黄，神疲乏力，头昏眼花，腹部时有不适或疼痛，食量大，稍劳动即感心悸气短已 1 年之久。在当地卫生院查血红蛋白 33%、红细胞 $1.94×10^9$/L，大便镜检发现钩虫卵，诊为钩虫病。因该院医生见其贫血严重，不敢驱虫治疗。此时正值龚师医疗队在该地巡回，遂急来求治。查其脉细而无力，舌质淡苔薄白，面色萎黄，爪甲无华。亦诊为钩虫病，遂投青没丸方。自制丸药，每日 3 次，每服 5～7 丸，饭后 1 小时开水送下。治疗半月，头昏眼花有所减，面色好转，精神稍振，食量减少，脉细较前有力，舌质淡苔薄白。查血红蛋白 45%、红细胞 $241×10^4$/L。前方见效，守方再服半月。1 月之后，诸症大有好转，唯头昏较甚。龚师思之，此为邪去正虚，气血不足之候，遂停丸药，改用八珍汤加味，益气血、健脾胃，以善其后。

注：1935 年，龚老在重庆从事中医业务，重庆国药馆曾将"青没丸"列为秘方不传，并制成丸剂专利销售。抗战时期，龚老在川东农村行医，当时"黄肿病"很多，大大地损害农民的身体健康，而农民经济条件差，无力买药（当时没有驱钩虫的西药）。于是，龚老自制"青没丸"普济群众，取效甚多。

三、常用独特方剂及药物

1. 乌梅丸的化裁与应用

乌梅丸乃仲景《伤寒论·辨厥阴病脉证并治》之主方。原主治"蛔厥""久痢"。夫厥阴者，内寄相火，阴中有阳，其为病，每厥热相兼，寒热错杂。同时肝为风木之脏，开窍于目，风木之为病易出现眩晕、目疾等疾病，影响中土则出现蛔厥、腹痛、下痢之症。龚老曾用此方治疗花翳白陷（慢性角膜炎、角膜溃疡）、眩晕（梅尼埃病）、胃脘痛（十二指肠球部溃疡合并憩室）、厥阴中风（持续低热）等症，取得了令人满意的效果。本篇就乌梅丸治疗上述病症介绍如下，眩晕、久痢前已介绍，故不重述。

方源：《伤寒论·辨厥阴病脉证并治》。

组成：乌梅三百枚，细辛六两，干姜十两，黄连十六两，当归四两，附子六两（炮，去皮），蜀椒四两（出汗），桂枝六两（去皮），人参六两，黄柏六两。上药各为末，合治之。以苦酒渍乌梅一宿，去核，蒸之五斗米下，饭熟，捣成泥，和药令相得。纳臼中，炼蜜为丸，如梧桐子大。每服十丸，食前服，以饮送下，一日三次，稍加至二十丸。

主治病证如下。

（1）蛔厥

刘某，女，50岁，医师。1983年3月18日初诊。

患者曾有"蛔厥吐蛔史"，每因多食油腻之物则突发右上腹部疼痛。此次发病因食奶油夹心饼干后约10分钟，突发右上腹部剧烈疼痛，门诊以胆石症、胆囊炎收入院。

自述右胁下及胃脘部疼痛难忍，其痛剧时如钻如顶，且痛往右肩背部放散，伴恶心呕吐，痛剧时腹部拒按，痛缓时触诊腹部平软。入院后经禁食，使用电针、阿托品、654-2、普鲁本辛、杜冷丁等解痉镇痛，治疗48小时，其疼痛仍昼夜不减，疼痛发作更剧更频。查白细胞总数 6.3×10^9/L，中性粒细胞74%，血淀粉酶153U，尿淀粉酶384U，B型超声肝胆未见异常图像，故可排除"胆石症""胰腺炎"等病。其痛发剧烈时诊脉乍大乍小，手足指冷，冷汗出，舌质淡，苔黄薄滑润，余断为"蛔厥"（胆道蛔虫症）。

治则：温脏安蛔。

处方：乌梅丸加味。

乌梅15g	桂枝10g	细辛5g	炒川椒5g
黄连10g	黄柏10g	干姜10g	党参12g
当归10g	川楝12g	槟榔片12g	使君肉9g

制附片（先煎 1 小时）12g

急煎，日 2 剂，分 4 次温服。服药后第 2 日疼痛已缓，仍日 2 剂，服依前法。第 3 日上午，大便解出死蛔虫 1 条，疼痛完全缓解。更方投以疏肝理气、健脾和胃之剂善后。

按语： 本例为胃热肠寒，蛔虫上窜胆道所致之蛔厥，治以温脏安蛔之剂，投以乌梅汤加杀虫之川楝、槟榔、使君肉等品，虫退出胆道则疼痛立即缓解，厥逆自回。余常喜用此方加味治疗蛔厥，疗效颇佳。余临床上用川椒 10 粒、乌梅 3 枚、细辛 1g，泡开水饮，治妊娠恶阻；用川椒、乌梅、细辛、川楝、黄连、广木香为煎剂治小儿肠道蛔虫引起的腹痛呃逆常常取效，亦为宗"乌梅丸"方化裁而来。

（2）花翳白陷

秦某，男，32 岁，干部。1960 年 4 月初诊。

患者目力减退，视物模糊 3 年，伴目中刺痛、头昏额痛、心烦失眠、口干口苦、纳谷不馨、大便溏稀，经北京某医院诊断为"慢性角膜炎、角膜溃疡"。因中西药治疗无效而求余诊治。视其乌珠混浊，且有云翳，细如星点，或如碎米，或如萝卜花、鱼鳞之状，中间低陷而色白，间见微黄。查其脉弦细而数，尺候不足，舌尖色红，舌有瘀斑，舌苔白腻。余诊断为眼病之"花翳白陷"也。初予养阴清热、退翳明目之剂，服 10 余剂，不效。吾细思之，病在乌珠，为风轮之疾，内与厥阴肝经相应，且证寒热错杂，遂投以乌梅丸加味治之。

处方：

乌梅（去核）12g	黄连 6g	炒黄柏 6g
当归 9g	党参 12g	干姜 6g	桂枝 6g
炒川椒 6g	细辛 3g	制附片（先煎 1 小时）12g

水煎服。

服 5 剂，口干口苦、心烦、纳差之症有所减。以其舌有瘀斑，复于上方增入三棱 6g，莪术 6g，炮穿山甲 9g，以活血祛瘀、溃坚破结。5 剂后，目痛减轻，视力稍增，他症亦有所好转，细察其目，乌珠之云翳有消散之势。又进 5 剂，视物清晰，云翳消散。再守原方 10 剂，多年痼疾，竟获痊愈。

按语： 花翳白陷，病在乌珠，按五轮分野，内属于肝。本病初起因于肝经风热，继则郁而化火，郁于肝胆；进而火热伤阴，常用疏散风热、清泻肝火、养阴清热之法。此病为久病伤及阴阳，肝血瘀阻，遂生云翳，为寒热错杂之证，故用乌梅丸加活血溃坚之品治之可获著效也。

1962 年垫江县某厂工人叶某，重庆某医院妇产科医师李某，均患慢性角膜炎、角膜溃疡多年，经多方治疗无效，余视其病况与前例同，遂投上方，服 20～30 剂而愈。嗣后，又连续用此方治疗 10 余例，均获满意效果。

（3）胃脘痛

龚某，男，62 岁，工人。1973 年 2 月初诊。

患者脘腹疼痛 10 余年，时发时止，疼痛多于饭前发生，喜温喜按，伴嗳气泛酸、纳差，大便时溏时秘。经某医院做上消化道钡餐透视，诊断为"十二指肠球部溃疡"，服用黄芪建中汤，症状时轻时重。月前于食后突然脘腹疼痛、恶心呕吐、发热恶寒、四肢厥冷，入院治疗，经胃肠钡餐摄片检查诊断为十二指肠球部溃疡并憩室（如黄豆大），欲施行手术。患者因年老体弱惧怕手术，遂求治于余。诊时见其面色苍白，形体消瘦，语声低微，上腹偏右疼痛明显，口苦而干，心烦失眠，形寒畏冷，短气乏力，胃纳不佳，脉弦细而弱，尺候不足，舌苔白腻。证属肝胃不和，寒热虚实并见。

处方：乌梅丸化裁。

乌梅（去核）12g	黄连 6g	黄芩 12g
细辛 3g　　当归 9g	良姜 9g	党参 15g
肉桂 6g　　干姜 6g	制附片（先煎 1 小时）12g	
泽兰 30g　　三棱 6g	莪术 6g	炮穿山甲 9g

水煎服。

5 剂疼痛大减，泛酸消失，饮食增进，效不更方，守方服 50 剂，诸症消失。再去某院做胃肠钡餐复查，显示十二指肠球部溃疡及憩室均消失。数年来，纳食正常，或食不易消化的食物或偶尔多食仍有脘腹不适之感，但从未发生过剧烈的疼痛。

按语：此证为肝强胃弱，肝胃不和，寒热夹杂之证。章虚谷曰："木邪肆横，中土必困，故以辛热甘温助脾胃之阳，而重用酸以平肝，佐以苦寒泻火，因肝木中有相火故也。"投以乌梅丸加减甚为恰当。方中乌梅味酸入肝，以养肝阴；黄连、黄芩清泄肝胆之热；细辛、良姜、肉桂、干姜、附片温运脾阳；党参、当归补其气血，泽兰叶、三棱、莪术、炮穿山甲活血祛瘀通络；酸苦辛甘合而用之，可和胃补虚，以收扶土抑木之功，佐以活血通络之品以祛其瘀滞。

（4）厥阴中风（持续低热）

杨某，男，62岁，退休工人。1978年8月初诊。

患者夙有"风湿性心脏病""慢性支气管炎"，月前因洗澡而受凉，恶寒发热，鼻流清涕，咳嗽，某联合诊所按"气管炎"予庆大霉素治疗4天，热势减退，转为低热（38℃左右），此后持续月余不退。入暮先热后寒，始觉肌热，如火如燎，热退而寒，肉上粟起，四末不温，历时一时许，无汗而寒热自退。改服中药，更医数人，皆以少阳病论治，投以小柴胡、蒿芩清胆等方，病情如故，并述头昏心悸、神疲乏力、腹中饥饿、口淡无味、不欲饮食、矢气频作，日大便4～5次，便软不溏，且无脓血黏液。面色苍黄，精神不振，唇色无华，舌质胖淡而黯，苔白如腐，并夹灰苔，脉细弦而数，尺候弱。余见发热、厥逆交替，定时发作，辨为厥阴中风。

处方：乌梅丸去川椒加首乌。

乌梅 15g	细辛 6g	桂枝 6g	干姜 6g
黄柏 9g	黄连 6g	当归 12g	党参 15g
制附片（先煎 1 小时）6g		制首乌 18g	

水煎服。

1剂病减，2剂热厥未作，纳谷转香，便次如常，再予3剂，低热尽退。

按语：此病用乌梅丸温运中阳，寒热并调，以治厥阴之热厥证。此方去川椒加首乌，以养肝血，托邪外出，故效如桴鼓。综上观之，凡病在厥阴肝经，证属寒热混淆、虚实相兼、阴阳错杂之证，投以本方，均见卓效。临床症见胃纳不佳，大便稀溏，畏寒厥冷，甚则四肢厥逆，口干口苦，心烦失眠，困倦乏力，少气懒言，面色少华，或为蛔动，或为眩晕如坐舟车，或疼痛拒按，或目生云翳，或便下脓血，或风中厥阴，脉必弦而尺候不足，舌边尖可见色红，苔白或腻或黄而润滑。若纯实证，热不兼虚者，则非本方所宜。

（5）慢性菌痢

中医认为，急性菌痢因湿热侵袭大肠所致，病情较为单纯。若迁延日久，转为慢性，则多呈现虚实相兼、寒热并见、阴阳混淆、错综复杂的证候。临床所见，不少慢性菌痢者，既有下痢脓血的实热证，又有乏力纳差、畏寒喜温等虚寒证。治疗颇为棘手。

《伤寒论》有乌梅丸（乌梅、附子、干姜、桂枝、细辛、川椒、黄连、黄柏、当归、党参）一方，主治"久利"。此"久利"是泛指慢性腹泻而言，与后世痢疾一病的概念不尽相同。但此方温凉补泻并用，与慢性菌痢的复杂病情则多有吻合之处。龚师据此用乌梅丸治疗，效果较好。从药物组成分析，方中连、柏厚肠坚阴，清热以祛其邪，姜、桂、附、辛、椒温阳以散其寒，参、归补虚，复以乌梅酸涩之，合为寒热平调、补虚涩肠之剂。正如柯韵伯所说："久痢则虚，调其寒热，酸以收之，下利自止。"兹举一典型病例如下，以示一斑。

白某，男，40岁，1964年7月初诊。患慢性腹泻数年，每日少则4～5次，多则10余次。便时坠胀，粪呈糊状，混有白黏冻物，剧时脓血夹杂。左下腹隐痛，喜温喜按。纳谷不香，餐不及两，而嗳气矢气频仍。口苦心烦，倦怠无力。脉左右俱沉而涩，舌苔薄白。大便常规有红、白细胞及巨噬细胞。西医均诊断为"慢性菌痢"，屡用抗菌药物治疗，又服中药多剂，腹泻间可稍缓，移时又作，苦不能愈。予乌梅丸加木香（乌梅12g，黄连6g，黄柏炭6g，党参15g，当归9g，炮干姜9g，炒川椒6g，细辛3g，肉桂6g，制附片12g，木香9g）。水煎服5剂后，大便成形。守方2日1剂，又服10剂后即痊愈。

运用乌梅丸时，应视寒热之孰轻孰重、虚实之孰主孰次来增损剂量、加减化裁，疗效方著。当然，若慢性菌痢病情非似此者，自应随证投以其他方药。如脾阳虚者，用理中汤（党参、白术、干姜、甘草）；湿热未尽者，加香连丸（木香、黄连）；肾阳亦虚者，加附子。阳虚滑脱不禁者，予桃花汤（赤石脂、干姜、粳米）。气虚下陷者，予补中益气汤（党参、黄芪、白术、当归、升麻、柴胡、甘草、陈皮）。阴伤湿热未尽者，予驻车丸（黄连、阿胶、当归、干姜），等等。

2. 济生乌梅丸的化裁与应用

直肠息肉、声带息肉、宫颈息肉是临床上比较常见、比较棘手、难以手术、术后易复发、很难根治的一类疾病。直肠息肉属于中医肠风便血的范畴，表现为大便带血，血与粪便不相混杂。声带息肉则表现为咽喉梗塞、声音嘶哑。宫颈息肉则见于长期阴道出血，淋漓不断。龚老用"济生乌梅丸"加味治疗，均取得了显著效果。

济生乌梅丸原为治疗肠风便血而设。龚老先将济生乌梅丸改为汤剂治疗小儿直肠息肉，每获奇效。后又用于治疗成人直肠息肉，也有疗效，但难于痊愈，后改为丸剂较长时间服用，效果较佳。因直肠息肉属慢性疾病，久服可收缓攻之效，且丸剂比较便于服用。为了达到较快痊愈之目的，加用象牙屑、人指甲以软坚散结，若人指甲不易收集，可用穿山甲代替，这就是"济生乌梅丸加味"的由来。嗣后，余又用此方治疗声带息肉、宫颈息肉，均获显著效果。方中乌梅性味酸平，有敛肺涩肠、入肝止血、蚀恶肉、化痔消息肉之功。《神农本草经》云："去死肌、消黑痔、蚀恶肉。"《本草逢原》云："恶疮胬肉，亦烧灰研敷，恶肉自消，此即《本经》去死肌恶肉之验。"又曰："治溲血、下血、诸血证。"僵蚕性味咸、辛、平，有消风、化痰、散结之功。《本草纲目》云："散风痰结核、瘰疬……痰疟癥结。""僵蚕，蚕之病风者也。治风化痰，散结行经，所谓因其气相感而以意使之者也。"《别录》云："灭诸疮瘢痕。"象牙屑性味甘寒，有清热、化管、拔毒、生肌之功。《海药本草》云："主风痛热、骨蒸劳、诸疮等，并皆宜生屑入药。"《医学入门》云："生为末，主诸疮痔瘘，生肌填口最速。"《本草经疏》云："治恶疮、拔毒、长肉、生肌，去漏管"。人指甲性味甘、咸、平，有软坚、散结、祛瘀之功。《本草衍义》云："去瘀血。"酒醋味酸可助乌梅涩肠止血，又能散瘀。穿山甲性味咸、微寒，有消肿祛瘀之功。《药性本草》云："烧灰敷恶疮。"《名医别录》云："疗蚁瘘。"《药性论》云："恶疮，烧敷之。"《日华子本草》云："治痔漏，恶疮。"五药合而用之，有收涩、止血、攻坚、散结、化恶肉之功，用于治直肠息肉、声带息肉、宫颈息肉能起异病同治之效。

方源：宋·严用和。

组成：乌梅（用乌梅肥大肉多者为上，酒醋浸泡一宿，以浸透乌梅为度，去核，焙焦存性）1500g，僵蚕（米拌炒微黄为度）500g，人指甲（用碱水或皂水洗净，晒干，再和滑石粉入锅内同炒至指甲黄色鼓起为度，取出筛去滑石粉，放凉，碾粉。或用炮穿山甲30g）15g，象牙屑30g，共研细末，炼蜜为丸，每丸重9g。丸药制成后，装入瓷坛，或玻璃瓶内，

置于干燥通风之地，以防受潮霉烂变质，已发霉者切不可服用。

用法：治疗各种息肉，成人每次 1 丸。早、中、晚各一服，白开水送下，儿童量酌减。以服完以上剂量 1 料为 1 个疗程，可连续服 2～3 料。儿童可用乌梅、僵蚕各 15～20g 煎汤，日 1 剂，2 煎分 3 次服，一般服 10～15 天可见效。服药期间，饮食宜清淡，多吃水果蔬菜，保持大便通畅，忌煎燥辛辣之品，忌烟酒。

主治病症如下：

（1）直肠息肉

案一　张某，男，58 岁。

患者于 1977 年 3 月始大便时有鲜血，血附于大便之表面，排便时肛门无疼痛、下坠感，大便习惯每天 1 次，不结燥，如果大便结则血也较多。今年元月始大便出血量较多，每次约便血一小汤匙。外科检查：肛门外形无畸形、瘘管及疤痕，无红肿炎症。窥肛镜检：肛管距肛门口约 5cm 处 3 点、5 点、9 点肠壁均有息肉，呈葡萄状、紫红色，蒂短紧附于肠壁，触之易出血，3 点及 5 点之息肉似黄豆大，9 点之息肉如胡豆大，约 0.5cm×0.6cm。诊断为多发性直肠息肉。入院后经服"济生乌梅丸"，每次 1 粒，日 3 服，便血逐渐消失，共服药 24 天。检查：各点之息肉已脱落，基底部有少许残根已与肠壁基本平行，无出血，出院时带"济生乌梅丸"15 日量，3 个月后复查息肉无所见，病家无所苦。

案二　张某，女，22 岁，学生。1972 年初诊。

大便时滴鲜血，便时有樱桃大息肉脱出肛外，便毕可自行收回，息肉脱落后复长，反复 2 年不愈。余用乌梅 15g，僵蚕（炒）15g，煎汤。日 1 剂，2 煎分 3 服，汤药内可酌加蜜糖 50～100g，或白糖适量亦可。连续服 10 余剂后，息肉皆自行脱落，再以丸剂巩固疗效，1 年后询之未复发。

按语： 直肠腺瘤分良性和恶性两类。良性者于直肠或结肠长多个腺瘤，叫直肠息肉，其又分为单发性和多发性两种。单发性者多见于儿童，多发性者多见于青壮年，极个别有恶变的可能。中医认为是因湿热毒邪下迫大肠，气机不利，脉络瘀阻，气血凝滞所致。多按"肠风便血""痔疮"论治，可用"济生乌梅丸"治疗。多发性息肉极个别已恶变者，应属"脏毒下血"范畴，非本方所宜。

（2）声带息肉

案一　重庆某工厂女工，李某，业余爱好唱歌。1971 年因咽喉梗塞、声音嘶哑，在某医院五官科检查，发现声带有一粒如黄豆大的息肉，医生主张手术治疗，本人不愿。余用乌梅 1000g，僵蚕 250g，象牙屑 30g，蜜丸。服药 1 料后，复去医院检查，息肉已消大半。再进 1 料后检查，息肉已完全消失。4 年后复查未复发。

案二　刘某，男，42 岁，解放军某部干部。1967 年 4 月在东北大兴安岭患喉炎，因治疗不及时转为慢性，嗣后常觉咽喉梗塞感。1972 年 9 月 28 日在某医院检查，声带有异物，怀疑喉癌。同年 10 月 9 日和 10 月 21 日行两次手术治疗，但仍感咽喉不适，乃去武汉、上海检查，均排除喉癌，皆诊断为声带息肉。1973 年再去某医院检查，声带息肉如黄豆大。同年 7 月 15 日请余治疗，拟济生乌梅丸加味（乌梅、僵蚕、人指甲、象牙屑）1 料后再去检查，声带息肉已缩小如高粱米大，自觉症状大为好转。再服丸药 1 料后检查，息肉完全消失。自觉咽喉有些干燥。

处方：

玄参 24g	麦冬 12g	桔梗 9g	生甘草 6g
太子参 30g	薄荷 3g	金钗石斛 12g	腊梅花 12g
木通 9g			

每日 1 剂，连服 10 剂，自觉症状完全消失。

（3）宫颈息肉

案一　龚某，女，47 岁，农民。

患宫颈息肉，经常阴道流血，1973 年住某医院妇产科做手术切除，息肉治愈。出院后约 10 个月，阴道依然流血，再去该院检查，息肉复又生长，仍需住院手术切除。患者因经济负担不了，疗效不稳定，不愿再行手术，求余诊治。余用乌梅（酒醋泡，去核，炒焦）750g，僵蚕（米拌炒黄，去嘴足）200g 共研细末，炼蜜为丸，每丸 9g，早、中、晚各服 1 丸。1 料药服完后，自觉症状消除。半年后妇产科复查，息肉已不存在．至今未复发。

案二　龚某，女，26 岁，职员。1973 年 9 月初诊。

患宫颈息肉，阴道流血。经某医学院二附院妇科手术后又复发。余用"济生乌梅丸"方1料，服药尚未尽剂，症状消除，医院复查，息肉消失。

按语：主治病证"济生乌梅丸"一方，据清·陈修园《时方歌括》所载，其方乃宋·严用和为治疗"肠风便血"而设。陈氏歌括曰："下血淋漓治颇难，济生遗下乌梅丸，僵蚕炒研乌梅捣，醋下几回病即安。"今方书列入收涩方类，用于治疗便血。考此方所治之便血，主要指大便时带有鲜血从肠道来，其血与粪便不相混杂而下，多系便后滴血，或鲜血染于粪便表面者，中医称为"近血"（肛门直肠部位出血），或称为"肠风下血"。今之内痔出血和直肠息肉出血，其临床症状多有似古人"肠风下血"之描述。此"肠风下血"应与紫黯色血便之"远血"（上消化道出血），或称"脏毒下血"相鉴别。《证治要诀》云："血清而色鲜者为肠风，浊而黯者为脏毒。""脏毒下血"多为内脏实质性器官损伤所致，此类病证，实为极严重证候，非本方所能治也。本方所治之"肠风便血"，一为直肠息肉出血，用本方加入指甲、象牙屑为丸；一为内痔出血，用本方加槐花、地榆炭、侧柏炭、三七粉、鬼针草等消痔止血之品。

"济生乌梅丸"治疗各种息肉有显著疗效，但对久病又复杂之痛疾，效果就不够好，这是必须说明的。有人还将《伤寒论》乌梅丸错认为"济生乌梅丸"，那就更是药不对证了。

3. 验方经验

（1）三宜汤

组成：

广藿香12g	广木香9g	厚朴12g	苏梗12g
苍术12g	茯苓12g	法半夏9g	前胡12g
生姜9g	黄芩9g		

用法：水煎，日3服。

功效：芳香化浊，宣肺祛痰。

主治：因饮食所伤，而致脘腹胀痛，不思饮食，恶心欲吐，或兼咳嗽，咯白色泡沫痰，大便溏泄，或大便秘结，舌苔白滑或白黄滑等症。

方解：此方由藿香正气散、平胃散化裁而成。方中藿香芳香化浊、行气和中，为君药；苏梗、生姜理气健胃消食；厚朴、广木香行气宽中，前胡、半夏化痰止咳，苍术、茯苓燥湿健脾，共为臣药；黄芩清热燥湿，为佐使。合而用之，可治积食便溏、积食便秘、积食咳嗽三证，故名"三宜汤"。

（2）解秽汤

组成：

广木香 10g	侧耳根 30g	茵陈 10g	通花根 20g
鱼鳅串 30g	水灯心 30g	石菖蒲 20g	佛手 12g
猪苓 20g	炒小茴 3g	茯苓 20g	

用法：水煎，日 3 服。

功效：消积健脾，理气止痛。

主治：因积食、积水，致脾失健运，肝胃不和，出现脘腹胀满，恶心，嗳气或矢气，食则胀甚，小便短赤，大便或溏或稀，脉细弦，舌苔白腻或黄腻。

方解：此方为消积健脾、理气止痛之剂。方中广木香行肠胃之滞气，侧耳根清热解毒、去食积、补虚弱、消鼓胀，茵陈除湿清热退黄，通花根行气利水消食，鱼鳅串除湿利水、消食积饱胀，水灯心清心热、利小便，石菖蒲芳香开窍辟浊，佛手平肝胃气痛、化痰，猪苓、茯苓渗湿利水、健脾安中，小茴香理气止痛、调中和胃。

注：侧耳根即鱼腥草，草药名蕺菜；鱼锹串即马兰，又名路边菊。

（3）温肾蠲饮汤

组成：制附片（先煎 1 ~ 2 小时）30 ~ 60g，干姜 10g，桂枝 10g，法半夏 10g，细辛 6g，炙甘草 10g

用法：水煎，日 2 服。宜温凉服，不宜热服，1 剂分 2 天服完。

功效：暖脾肾，通心阳，温肺化饮，止咳平喘。

主治：老年咳嗽反复发作，经年不愈，咯吐白色泡沫痰，气喘，短气，不能平卧，动则尤甚，遇冷加剧，舌苔白滑，脉偏弦，两尺不足。

方解：此为四逆汤加味而来。方中附片温肾阳、散寒湿，干姜温肺化痰，桂枝通阳化气、祛风湿、通经络，法半夏燥湿祛痰、下气散结，细辛温肺祛痰，甘草调和诸药。

（4）治慢性支气管炎喘咳方（二方）

方一：

| 苏子 500g | 广柑皮 500g | 鲜橙子 1 个 | 冰糖 500g |

        白糖 500g   红糖 500g

用法：将上药置于瓦罐内，加开水适量后密封，用稻壳或锯木面微火煎熬 15 小时左右，待冷却后用纱布过滤，取汁再煎去其水分收膏，装瓶备用。每日早晚各服 15～20mL，开水送下。

功效：润肺止咳，平喘化痰。

主治：方中苏子止咳平喘、下气消痰，广柑皮理气化痰，鲜橙子宽胸利膈，冰糖补气润肺、止咳化痰，白糖润肺生津，红糖温中补虚。合而用之，有润肺止咳、平喘化痰之功。

说明：如服之有效，病未愈者，可续服 1～2 料。

方二：

        鲜葡萄（捏破皮）500g   白糖 500g   白酒 500g

用法：用白酒浸泡白糖、葡萄 15 天，然后用纱布过滤，取汁装瓶即可。每服 15mL，睡前缓缓饮之。

功效：生津，润肺，止咳。

主治：慢性咳嗽反复发作，痰多，脉滑数，苔腻等症。

方解：方中葡萄润肺止咳，白糖生津润肺，白酒散寒且助药力。合而用之，共奏生津、润肺、止咳之效。

说明：不饮酒者不服此方。如服之有效，病尚未愈，可续服 1～2 料。

凡慢性支气管炎患者，应严戒烟酒。可是有的患者素爱饮酒，少饮药酒可起到治疗作用，此方专为嗜酒患者而设，但多饮亦非所宜。

（5）治脏器下垂方

组成：

        制马钱子 60g   枳实 180g   白术 360g

用法：三药各研细末，炼蜜为丸，每丸重 3g，早晚饭后各服 1 丸，温开水送下。

功效：强筋壮骨，健脾理气。

主治：因身体素亏，气血不足，中气下陷所致的胃、肾、子宫等下垂。亦可用于治骨质增生。以治胃下垂疗效最好。

方解：此为《内外伤辨惑论》枳术丸加马钱子而成。方中马钱子补肾强筋，枳实破气散积消瘤，白术健脾益气。

马钱子有大毒，要注意制好去毒，每次只可服 1 丸，因味苦，不宜嚼服，多服可出现头晕、心慌、恶心等副作用，以饭后服为佳。有心脏病者禁用。

（6）治甲亢方（二方）

方一：

生地 60g	玄参 30g	玉竹 30g	炙龟板 30g
当归 20g	麦冬 30g	白芍 30g	丹皮 20g
女贞子 30g	旱莲草 30g	党参 30g	黄芪 60g
枸杞子 30g	海藻 30g	昆布 30g	茯苓 60g
泽泻 30g	生牡蛎 30g	夏枯草 60g	制首乌 30g
红枣 30g	山药 60g		

用法：上药各研为细末，炼蜜为丸，每丸重 10g，早中晚各服 1 丸，温开水送下。

功效：滋阴潜阳，双补气血。

主治：因甲状腺功能亢进所致之症。

方解：方中生地、玄参、麦冬、玉竹、女贞子、旱莲草滋养肝阴，龟板、牡蛎滋阴潜阳，白芍、首乌补血柔肝，海藻、昆布散结消瘿，茯苓、泽泻健脾利湿，黄芪、党参、山药、红枣补气，白芍、当归、首乌、枸杞补血，夏枯草平肝息风，丹皮清肝经之血热。全方共奏滋阴潜阳、双补气血之功。

方二：

生地 20g	玉竹 20g	麦冬 12g	白芍 15g
黄芪 30g	当归 15g	枸杞 10g	山药 12g
茯苓 12g	海藻 15g	夏枯草 30g	生牡蛎 30g

用法：水煎，日 1 剂，煎 2 次分 3 服。

功效：滋阴潜阳，健脾补血，散结。

主治：因甲状腺功能亢进所致之症。

方解：方中生地、玉竹、麦冬滋养肝阴，白芍、当归、枸杞补血，山药、茯苓健脾利湿，海藻散结消瘿，夏枯草清肝散结，生牡蛎敛阴潜阳、化痰软坚。诸药合奏滋阴潜阳、健脾补血、散结消瘿之功。

（7）治高血压方

组成：

| 川芎 12g | 菊花 20g | 地龙 10g | 川牛膝 15g |
| 夏枯草 30g | 地骨皮 15g | 玉米须 30g | |

用法：水煎，日 1 剂 2 服。

功效：平肝清热，通络止痛。

主治：因肝阳上亢所致的头痛、眩晕、耳鸣、脉弦实等症。

方解：方中川芎行气活血、祛风止痛，菊花疏风明目，地龙平肝息风，川牛膝活血祛瘀，夏枯草清肝散风，地骨皮清泄肝热，玉米须平肝泄热，川芎配菊花、夏枯草、玉米须、地骨皮则清肝祛风之力更强，牛膝引火下行，加地龙则祛风之力更著。

（8）精神药酒方

组成：

枸杞 30g	熟地 15g	红参 15g	淫羊藿 15g
沙苑蒺藜 25g	母丁香 10g	沉香 5g	荔枝核 12g
炒远志 3g			

用法：用白酒 1000g，加冰糖 250g，浸泡上药 1 个月即可。每晚服 20mL，分数十口缓缓饮下。少年、幼儿禁服。

功效：健脑补肾。

主治：凡因脑力劳动过度，精神疲倦，头昏脑涨，腰酸背痛，男子遗精阳痿，女子月经不调等症。久服能增强记忆力，故名为精神药酒。

方解：方中枸杞、熟地滋阴补血，红参大补元气，淫羊藿、沙苑蒺藜滋补肾阳，母丁香、沉香温肾助阳，荔枝核行气，远志安神定志，白酒行药势，以助药力。全方有健脑补肾之功。

本方治男子阳虚精冷不育之证极效。龚老曾用此药酒治男子因肾阳虚精冷不育证者 10 余例，服本药 1～2 料泡酒后皆生育。

（9）劳工酒方

组成：

| 炮牙皂 6g | 党参 12g | 厚朴 12g | 干姜 12g |

肉桂 6g	广木香 12g	生姜 30g	石菖蒲 9g
龙骨 12g	天雄 6g	公丁香 12g	炒远志 12g
生牡蛎 6g	砂仁 6g	吴茱萸 6g	藁本 12g
炒杜仲 12g	红枣 30g	紫菀 6g	款冬花 6g
法半夏 12g	川芎 15g	白芍 30g	胡椒 6g
苏木 6g	生地 12g	当归 12g	桂枝 30g
枸杞 15g	川断 6g	炙甘草 18g	茯苓 6g
制草乌 6g	红花 6g	细辛 6g	炙龟板 6g
桑寄生 6g	制川乌 3g	白术 12g	黄芪 12g
樟脑 12g	薄荷 12g		

用法：药 150g，配用白酒 500g，浸泡 1 个月后即可。成人每晚服 15～30 mL，分数十口缓缓饮下。

功效：祛风胜湿，双补气血。

主治：凡因体力劳动过度，腰肌劳损，腰脊酸痛，或劳力后四肢酸痛，或劳力时冒雨受寒湿，头重如裹，肢体骨节酸痛。亦治风寒咳嗽和风寒湿邪所引起的慢性关节痛等症。

（10）二仁膏（名老中医唐阳春遗方）

组成：桃仁（去皮尖）、核桃仁各等份。

用法：二药捣烂和匀，加红糖适量为膏。每服 10g，日 3 次，沸水调服。

功效：活血祛瘀，补肾纳气。

主治：高血压性心脏病，冠状动脉硬化性心脏病，肺源性心脏病等。为平时常服之方。

方解：方中桃仁活血祛瘀，核桃仁补肾纳气。二药合奏活血祛瘀、补肾纳气之功。

（11）还童丸（名老中医补晓岚遗方）

组成：

生漆 500g	朱砂 500g	白醋 2000mL	麻油 500mL
蜂蜜 500g			

用法：生漆入醋浸泡 48 小时，朱砂入麻油浸泡 48 小时，文火煎熬入蜂蜜收

膏，每用膏 30g，加漆叶末 90g，醋滴制丸如梧桐子大。第 1 周每日服 1 丸，第 2 周每日服 2 丸，第 3 周每日服 3 丸，直服至第 10 周每日 10 丸，不再加量。

功效：软化血管，降低血脂。

主治：动脉硬化、高脂血症等。

方解：此为常用之保健方。方中生漆、漆树叶行血祛瘀通络，朱砂镇心安神，白醋散瘀止痛，麻油生肌，蜂蜜补中益气。全方共奏祛瘀通络、补中安神之功。

（12）治风丹方

组成：

丹参 24g	当归 9g	生地 10g	玄参 10g
赤芍 10g	防风 6g	麻黄 5g	荆芥穗 8g
泽泻 12g	连翘 12g	土茯苓 24g	益母草 12g
茵陈 10g			

用法：水煎，日 1 剂 2 服。

功效：凉血解毒，祛风胜湿。

主治：因湿热蕴结血分所引起的风疹。

方解：方中丹参、益母草活血祛瘀，当归补血和血，生地、玄参、赤芍清热解毒凉血，防风、麻黄、荆芥穗疏散风邪，连翘、土茯苓清热解毒，茵陈、泽泻利湿。全方共奏凉血解毒、祛风胜湿之功。

如果风疹反复发作不愈，可用《千金方》五香连翘饮（公丁香 3g，沉香 1.5g，广木香 6g，麝香 0.15g 冲服，熏陆香 6g，连翘 12g，升麻 6g，麻黄 3g）治疗。

（13）化脓丹（《针灸灵法》）

组成：

轻粉 18g	滑石 30g	冰片 12g	银珠 6g
枯白矾 6g	麝香 0.6g		

用法：上药共研极细末，瓶装密封备用。用棉签蘸少许药粉撒在伤口化脓处，外用油纱布盖贴，用胶布固定，日 1 换。换药前用消毒药水或冷盐开水洗涤伤口后再换药，直至伤口愈合。

功效：化腐生肌。

主治：疮疖化脓，或刀伤、刺伤、擦伤等伤口化脓。亦治痰湿流注，深部脓肿。深部脓肿者，应用桑皮纸做成药条放入深部，使从内见愈后，方可外收口。若内脓未尽而外收口，多必复发。切记！还可用于治骨结核、慢性骨髓炎等。

方解：方中轻粉、银珠攻毒杀虫，滑石除湿清热，冰片清热止痛，麝香开窍辟秽，白矾收敛燥湿、解毒。共奏化腐生肌之功。

（14）治牛皮癣、顽癣方

组成：

细辛 3g　　　　马钱子（生用不去毛 3g）　　　生草乌 3g

硫黄 3g　　　　雄黄 6g　　　　生白矾 6g　　　冰片 3g

用法：上药共研细末，用酒精 100mL 浸泡 1 周。用棉签蘸药汁外搽患处，每日 1~2 次，以愈为度。

功效：解毒杀虫除湿。

主治：各种牛皮癣、顽癣久治不愈之症。

方解：方中细辛祛风止痛，马钱子活络止痛，生草乌祛风胜湿，硫黄、雄黄杀虫，白矾燥湿解毒，冰片清热解毒。共奏解毒杀虫除湿之效。

（15）轻雄膏

组成：

轻粉 3g　　　　雄黄 3g　　　　枯白矾 3g　　　铜绿 3g

冰片 3g

用法：共研细末，兑凡士林油膏 10g 和匀。用棉签蘸药膏每天搽患处 1~2 次，以愈为度。

功效：解毒除湿杀虫。

主治：圆癣、钱癣、黄水疮等。

方解：方中轻粉、雄黄解毒杀虫，白矾收敛生肌，铜绿去腐生肌杀虫，冰片清热解毒。合而用之，共奏解毒除湿杀虫之功。

（16）皮肤湿疹外洗方

组成：

苦参 60g　　　　蛇床子 30g　　　百部 30g　　　益母草 30g

用法：水煎，每剂可煎 2～3 次，洗涤湿疹。

功效：清热解毒，除湿杀虫。

主治：皮肤湿疹。

方解：方中蛇床子燥湿杀虫，加百部杀虫之力更著，苦参清热解毒、除湿祛风，益母草活血解毒。

（17）治酒渣鼻方

组成：

大风子 30g	火麻仁 30g	核桃仁 30g	木鳖子 22g
水银 30g	樟脑 22g		

用法：将大风子、火麻仁、木鳖子共研细末，入樟脑调匀，再入核桃仁共捣如泥，然后慢慢加水银研磨均匀即可，研时酌加蒸馏水。每天早晚各擦 1 次，每次取蚕豆大小药膏用纱布包裹揉擦鼻部，揉时不可用力过大。

功效：祛风解毒，燥湿杀虫。

主治：酒渣鼻。

方解：方中大风子、水银、樟脑祛风燥湿杀虫，火麻仁润燥活血，核桃仁补肾润肺，木鳖子消肿散结解毒。全方有祛风解毒、燥湿杀虫之效。

用药期间忌食刺激之品，如烟、酒、辛辣食品等。多吃水果蔬菜，少吃脂肪类食物。揉擦时药物勿入鼻腔，以免鼻腔受损而影响疗效。

（18）单方（五方）

单方一：

青藤香 30g　　山慈姑 30g　　樟脑 9g

用法：上药共研细末，用干酒 500g 浸泡。用药汁搽患处。

功效：清热解毒，消肿止痛。

主治：蚊虫叮咬，湿脚气，湿疹，无名肿毒。

方解：方中青藤香清热解毒，山慈姑解毒消肿，樟脑除湿杀虫。共奏清热解毒、消肿止痛之功。

说明：青藤香即马兜铃藤，山慈菇即金果榄。

单方二（名老中医熊寥笙验方）：

绿壳鸭蛋 1 枚　　硫黄 0.6g

用法：将鸭蛋打一小孔，加硫黄于内，搅拌均匀，放在饭锅上蒸熟后服。连服 5～7 枚见效。

主治：鸡眼，扁平疣。

方解：鸭蛋滋阴清肺，硫黄补火助阳。

单方三：

　　人工牛黄粉 0.5g

用法：用消毒棉签蘸少许擦患处，日 2～3 次。

功效：清心泻火解毒。

主治：口腔溃疡属实火者，经治 1～2 天可见显效。

方解：人工牛黄清心泻火解毒。

单方四：

　　核桃油

用法：将核桃打绒取油，用消毒棉签蘸核桃油搽耳内患部，每日 2～3 次。

功效：祛瘀活血，润燥散结。

主治：慢性中耳炎（急性者忌用）。

单方五：

　　羌活 20g　　　　川芎 20g　　　　姜黄 20g　　　　当归 20g

用法：上药共为细末，分 4 次调面粉如糊状，包贴患处，每日更换 1 次。病轻者单用莪术磨醋外搽即可。

功效：活血化瘀。

主治：扭伤。

方解：此方为芎归散加味而成。方中羌活行气分，川芎、姜黄活血祛瘀，当归补血活血。四药共奏活血化瘀之功。

4. 常用独特药物

（1）益母草

益母草味辛微苦，性微寒。开白花的入气分，开紫花的入血分。主治月经不调、胎产病、一切气分血分之疾。果实名茺蔚子，辛甘微寒、无毒。能明目益睛、除水气，为行血有力之药。疗血热头痛、心烦、血滞目病等。若瞳子散大，血不养睛者禁用。

益母草的根、茎、花、实、叶皆入药，可单用也可合用。若治血分风热，明目益精、调经，用茺蔚子为良；若治肿毒，消水，疮疡，胎产，宜根、茎、花、叶并用。因根、茎、花能利水行血，而行中有补也。

月经不调属血虚者，症见月经提前，经量或多或少，经来小腹滞痛，头晕目眩，睡眠梦多，手足心热，舌质偏红，苔少乏津，脉弦细或细弱等。用益母草配当归、白芍（当归12g，白芍12g，益母草30g）。若经期腹痛，加制香附12g，陈艾叶6g；胃纳差加鸡屎藤30g；口干苦加柴胡12g，黄芩9g。

月经不调属气虚者，症见月经衍期、倦怠乏力、纳差量少、大便稀溏、舌淡苔白滑、脉微弱。用益母草配党参、干姜（党参12g，干姜9g，益母草30g）。若胃纳差加炒麦芽30g，或鸡屎藤30g；经期腹痛加制香附12g，泽兰叶12g。

月经不调属气血两虚者，症见头晕目眩、颜面苍白、睡眠差、胃纳欠佳、四肢倦怠、舌淡苔腻、脉微细。用益母草配黄芪、当归、鸡屎藤（黄芪30g，当归12g，鸡屎藤30g，益母草30g）。

益母草还可治肝经风热瘀滞之高血压病，症见头昏痛、失眠、舌紫或有瘀点、脉弦涩等。组成：茺蔚子15g，川芎12g，菊花24g，钩藤12g，夏枯草30g，夜交藤30g，水轻煎。

湿热发疹，或上或下，或全身，疹如米粒大，或成片状，色红，流黄水，奇痒异常，用益母草（全草）30g，苦参10g，夏枯草30g，萆草30g，水煎服3～5剂；外用益母草（全草）60g，苦参60g，百部30g，蛇床子30g，牛耳大黄30g，水煎熏洗湿疹，每剂可煎2～3次，日熏洗2次，连续熏洗1周左右。若严冬用熏洗法须防感冒。

益母膏主治新产后恶露不尽、小腹疼痛，每次1汤匙，开水冲服，每日3～4次。

又治月经量多，或经期腰腹滞痛。可常服益母膏，每日早晚各服1汤匙，开水调下，1～2个月为1个疗程。

妇女带下微黄黏稠，偏于湿热者，可服益母膏，每天早晚各1汤匙，开水冲服，连服1月为1个疗程。若有效而病未愈者，可再服1个疗程。

益母膏制法：用鲜益母草（全草）5kg，洗净切碎，清水适量浓煎3次，去渣取汁浓缩，加入红糖 1kg，煎如馅状，用瓷缸或玻璃瓶装好备用。

（2）香附

香附辛甘微苦，香而能窜，辛能散，微苦能降，微甘能和，乃足厥阴肝经、手少阳三焦经气分主药，兼通十二经气分。生用则上行胸膈，外达皮肤；熟用则下走肝肾，外彻腰足；炒黑则止血；得童便浸炒则入血分而补虚；得盐水浸炒则入气分而润燥；得青盐炒则补肾气；酒浸炒则行经络；醋浸炒则消积聚；姜汁炒则化痰饮。配参、芪则补气；配归、芍则补血；配木香则疏滞和中；配檀香则理气醒脾；配沉香则升降诸气；配川芎、苍术则解诸郁；配栀子、黄连则降火热；配茯神则交济心肾；配茴香、补骨脂则引气归元；配厚朴、半夏则宽肠理气、决壅消胀；配苏叶、葱白则解散表邪；配三棱、莪术则消散积块；配艾叶则行气血、暖子宫。乃气病之总司，为妇科气痛之要药。

用制香附 500g，黄连 250g，研末做蜜丸，每丸重 6g，成人早晚各服 1 丸，温开水送下。主治气热上攻，头目昏眩及偏正头痛。

又炒香附 500g，炮乌药 250g，研为细末，水醋煮面糊为丸，如梧桐子大，每服 6g，早晚各服 1 次。主治血分气分多种痛证，随证加用引药。如头痛用茶下，痰气痛用姜汤下，血分痛用酒下。

又用炒香附 250g，茯神 120g，研为细末，炼蜜为丸，每丸重 6g，早晚各服 1 丸。主治中年人精耗神衰，心血少，火不下潜，肾气惫，水不上济，致心肾失交，荣卫不和，上则多惊，中则塞痞，饮食欠佳，下则虚冷遗精。

又炒香附、高良姜各研为细末，主治胃脘滞痛。因寒痛者用香附末 0.3g，高良姜末 0.6g，因气痛者用香附末 0.6g，高良姜末 0.3g，因气与寒兼而有之作痛者各等份，和匀以热米汤入生姜汁一汤匙，盐一捻调下。此二味亦可为丸，各等份为丸，即《良方集腋》之良附丸。

又制香附 500g，艾叶 120g，共为细末，米醋煮面糊为丸，如梧桐子大，每服 6g，温开水送下，每日 2～3 次，主治心气痛、腹痛、少腹痛、血气痛不可忍者。

（3）楮实子（亦名楮桃）

楮实子甘寒，无毒，主治水气鼓胀，益气明目，壮筋骨，助阳气，补虚劳，健腰膝。

肝热生翳用楮实子研细末，食后蜜汤调服 3g，日 3 次。

目昏难视用楮实子、荆芥穗各等份，炼蜜为丸，每丸重 6g，食后服 1 丸，薄荷煎汤送下，日 3 次。

楮实子丸：即用楮实子 250g，浓煎 3 次，取汁浓缩成膏。用茯苓 90g，白丁香 45g，共为细末，与膏和丸，如梧桐子大，每服 6g，日 3 次。主治水气鼓胀，服药至小便清利胀减为度。久服亦能治骨质增生。

楮叶甘凉，无毒。内服逐水利小便，外煎汤沐浴治皮肤瘾疹发痒。

（4）蜀椒

蜀椒亦名川椒，四川古称巴蜀，故蜀椒即是川椒，川椒肉厚皮皱，其子光黑如人之瞳仁，故名椒目。

蜀椒味辛麻，气温热。入肺散寒，治咳嗽。入脾除湿，治风寒湿痹，解郁结，消宿食，通三焦，温脾胃，补命门之火，杀蛔虫，止泄泻。

凡多食饱胀，气逆上冲，心胸痞闷者，以开水吞椒十余粒即散，取其能通三焦正气，下恶气，消宿食尔。

凡用川椒，宜炒熟去麻味；气温热，不宜重用，每剂药量不过 3 ~ 5g。

椒目利水之力较强，辛温不及椒肉，凡面肢浮肿、小便不利者，配合其他利水药可用到 5 ~ 10g。

淋雨感受寒湿，头及四肢骨节酸痛，用生姜 10g，红糖 30g，煎汤吞服生川椒 10 余粒即解。

其他省也产椒，如产于陕西省的名陕椒。同样可以入药，唯椒性味辛温。凡热性病者禁用。

（5）附子

附子，其母根名川乌。产于四川安县高寒山区。每年秋后采回，移种江油与彰明两县，再由人工培植而成。因这两县是黑油砂土，比较肥沃，其他各县土质不如这两县适合，故附子为这两县特产。每年农历七八月间可采收。主根（乌头）侧生 2 ~ 3 枚者，名曰附子，独生一根较长形者，名曰天雄，效力更宏。新采收的附子，先用盐胆水（卤水）浸泡，以防霉烂，再用清水漂洗，将胆水漂净，蒸去皮，切片制成附片（亦有未去皮者）。乌头有大毒，能驱风逐寒，但回阳救逆之力不如附子。使用种种制法将附子制成熟附片，意在减少其毒性尔。其实附子重在煮透，煮至入口不麻，就无毒性作用了。余用制附片 30g 以上者必须先煎 1 小时，用量在 60g 者必须先煎 2 小时以上，以入口不麻为度。

附子味辛甘，性大温，可暖水燥土，泄湿除寒，走中宫温脾，入下焦暖肾，治手足厥冷，消疝瘕冷结，降浊阴上逆，能止哕呃，升阳举陷，善止胀满。

《神农本草经》云："附子气味辛温有大毒，主治风寒咳逆邪气，瘟中，金疮，破癥坚积聚，血瘕，寒湿痿躄，拘挛膝痛，不能行步。"

附子味辛气温，性大热，有大毒，是回阳救逆第一要药。《神农本草经》谓主治风寒咳逆邪气，是寒邪逆于上焦；癥坚积聚、血瘕，是寒气凝结，血滞于中焦；寒湿痿躄拘挛膝痛不能行步，是寒邪着于下焦。上而心肺，中而脾胃，下而肝肾，以及血、肉、筋、骨、营、卫，因寒湿而病者无不相宜。即阳气不足，寒自内生，大汗、大泄、大喘，手足厥逆，舌淡嫩，苔白滑，脉沉微欲绝之阳虚阴寒证，必用此品，方可回阳救逆。

附子虽是大热大毒之药，只要用之得当，对阳虚阴盛之重病及沉病痼疾，常可应手奏效。要善于应用附子，就必须研究《伤寒论》中有关附子配伍的方剂，多下工夫，才能得心应手。

（6）干姜

干姜性味辛温，无毒，能燥湿温中、健脾暖胃、助消化。治胸满咳逆上气、水湿泛滥、中宫虚寒、呕吐泄泻、水气肿胀等。

仲景《伤寒论》用干姜配伍的方，四逆汤辈有九方，泻心汤有七方，理中汤辈有七方，至于其他文献有干姜者难以枚举。干姜为温脾暖胃之妙品。一切中焦虚寒之证，若畏其燥热辛辣，不敢使用，而以补中、寒中的药方服之，不但无效，反致轻病变重，重病转危，医者不可不慎之。

（7）麻黄

麻黄味苦、辛，性温，无毒，体质轻扬，入手太阴肺经及足太阳膀胱经。入肺而行气分，开皮肤毛孔，善泄卫郁，专散寒邪。治伤寒头疼，除风湿身重，疗寒湿脚肿，风水可驱，溢饮能散，消咳逆肺胀，专发太阳伤寒肤表之汗。

麻黄捣绒去末名麻绒，治肺气喘逆咳嗽。去末后发汗之力减弱，如太阳伤寒无汗，仍须用麻黄，可参考《伤寒论》用麻黄各方。

麻黄根有止汗之功，可治寒湿身痛有汗。用其止汗，其用量可达麻黄的 2

倍；虚人可用麻黄根 30g 左右炖肉汤服，可平喘止汗。

麻黄蜜炙后，可减弱其发汗之力。唯气血虚弱之人，须防麻黄攻伐，以炙麻绒为妥。

以麻黄为主的方剂有麻黄汤。其方由麻黄、桂枝、杏仁、甘草四药组成。治太阳伤寒，头痛、恶寒、项背强痛、无汗而喘、脉浮紧等表实证。功专发太阳伤寒肌表之邪，一服汗出，邪随汗去。

麻黄与桂枝同用，能通阳而利血脉，助其疏泄，故能发汗解表。治太阳伤寒，服麻黄汤 1 盏，多则 2 盏，盖被而卧，得汗而解，不必尽剂。更勿令其大汗淋漓，以免耗伤津液，致变证丛生。

治温病或暑病初起，症见发热而渴、不恶寒或微恶寒、头痛项背强，用麻杏石甘汤治之。此系太阳经有表邪，阳明经有里热，用此辛凉表里两解之剂疗之即愈。麻黄汤是辛温解表发汗之剂，此方即麻黄汤去桂枝加石膏而成，变辛温为辛凉，为表里双解之剂，能治汗出而喘之证，绝非专事发汗解表也。

"伤寒瘀热在里，身必发黄，麻黄连翘赤小豆汤主之。"其方由麻黄、连翘、杏仁、赤小豆、生梓白皮、生姜、大枣、炙甘草八味药组成。此方是取麻黄利水除湿热也。

《伤寒论》中用麻黄的方剂还有大青龙汤、小青龙汤、麻黄附子细辛汤、麻黄附子甘草汤。从这七方组成可以看出，因麻黄与他药配伍不同，其作用有异，故主治病症有别。时方中用麻黄的还有不少方剂，必须结合临床，细心研究，才能正确使用麻黄，发挥其作用。

（8）桂枝

桂枝味甘辛，气香性温，行气分，通经络，善解风邪，走而不守，并能化膀胱之气而利小便，舒经脉之挛急，利关节之壅阻，能止奔豚，定惊悸。

桂枝一味，仲景用之最广，为辛甘化阳之上品。《伤寒论》《金匮要略》中用桂枝的有 76 方之多，时方用桂枝的更不胜枚举。兹就《伤寒论》首方桂枝汤而论。桂枝汤由桂枝、芍药、炙甘草、生姜、大枣五药组成。主治太阳中风自汗脉浮缓、恶风头项强痛之证。桂枝甘草汤辛甘化阳、芍药甘草汤苦甘化阴，一扶阳，一救阴，则能治营卫并病，阴阳俱虚，阳浮发热，阴弱汗出之证。

桂枝为通阳、行十二经、散寒、解肌表之良药。但有的医家或患者常畏惧其

"过热""过燥""过表"而不用；还有用桂枝去皮，只用桂木者。考桂枝之嫩尖性味较厚，效力较强；所谓去皮者，即粗枝有皮骨者去而不用也，非去桂枝的外皮。去皮用木，已无辛温之性，何以通阳化气？但温病、暑病及一切热盛之证，均当忌用。

（9）石膏

石膏味辛甘，性大寒，能清肺止渴、泻胃火、除烦躁、辛凉解肌、清肺胃气分燥热。

用石膏配伍的主要方剂是白虎汤。白虎汤原载于《伤寒论》，即由生石膏、知母、甘草、粳米四味组成，主治伤寒阳明经证及温病、暑病等证。若脉洪大，壮热烦渴饮冷，舌苔白燥，甚则起芒刺，头汗多，服此方汗出热退、津生渴止、脉静身凉。此外，还有麻杏石甘汤、大青龙汤，虽有石膏清里热，但二方均以麻黄为君，表里双解。人参白虎汤治暑热证，竹叶石膏汤治热盛灼阴之痉挛证，均以石膏为君，清肺中之燥热，功效甚大。石膏只宜用于气分邪热阳躁证。若虚热阴躁证服之，犹如雪上加霜，不但无效，反致病情增剧，应当禁用。

（10）大黄

大黄味苦性寒，无毒，主下瘀血，破癥瘕积聚、留饮宿食，荡涤肠胃，推陈出新，调中化食，安和五脏。其性走而不守，善滑润肠胃而通便结。以承气汤类为代表方剂。

大承气汤由大黄、芒硝、枳实、厚朴四药组成。主治阳明腑实，胃肠燥结便难之症。

小承气汤由大黄、厚朴、枳实三味组成。主治阳明腑热，胃肠燥结不如大承气汤证之盛，故用大黄泄胃肠燥热，厚朴、枳实开胃肠之郁滞，微和胃气而去腑结。

调胃承气汤由大黄、芒硝、炙甘草而成。下胃肠之热而无燥结之证，故不取枳、朴推荡之力。

大承气汤、小承气汤、调胃承气汤均以大黄为主药，治阳明腑证。

大黄的用途颇多，因其性味苦寒，故阴盛阳衰、肠胃虚寒之证禁用。凡用大黄通便，宜轻煎，久煎则失去通便的效用。以开水泡大黄半小时，取汁兑服，其润燥通便之功效比煎剂更佳。若用大黄祛瘀活血，则用酒制大黄为宜，且宜久煎。

（11）黄连

黄连味极苦，性寒，清心退热、泻火除烦。以黄连为主的方剂有白头翁汤，由黄连、黄柏、秦皮、白头翁四药组成。主治厥阴下利，里急后重，口渴饮水者。

黄连阿胶鸡子黄汤由黄连、黄芩、芍药、阿胶、鸡子黄五药组成。主治少阴病之热化者，症见心烦不得卧、脉沉细数。还治温病热甚灼阴，身热不退，虚烦不得卧，服之则热退身凉、安静入眠，效如桴鼓。

仲景方用黄连的还有五泻心汤、葛根黄连黄芩汤、黄连汤、干姜芩连人参汤、乌梅丸等方；时方有黄连解毒汤、犀角黄连汤、三黄石膏汤等方，都取黄连清心火之作用。但用黄连须中病即止，不可过剂，过则中下焦寒生，上热更甚。有人认为久服黄连，反从火化，这是错误的。若阴寒甚，虚火浮，君火不降，上热下寒者慎用；真阳素虚体弱无神者禁用。

（12）羌活

羌活味苦辛，性温，生陇西，紫色有蚕头鞭节。主治风寒水湿。凡感受寒湿，致头痛、肢节酸痛、一身尽痛等症，非此药不能除。

成药九味羌活丸、荆防败毒散，治冒雨寒湿外感有很好的疗效。

羌活与川芎同用，治少阴太阳头痛；透关利节，治督脉经脊柱强痛。

羌活与莱菔子同炒，取羌活研为细末，每服6g，温酒调下，1日1服，2日2服，3日3服。治风水浮肿。

用羌活、独活、松节各等分，水酒各半煎半小时，每日空腹服1杯。治历节风疼痛。

羌活与木香同用，治雾露之邪中于上焦。

羌活与白芷同用，既治风，又治湿，作为面脂，能去面皯粉刺、悦颜色。

凡冒雨感寒湿之病，非羌活莫能解。

（13）白芷

白芷性味辛温，无毒。李时珍《本草纲目》云："白芷色白味辛，性温气厚，行手足阳明两经，芳香上达，入手太阴肺经，故所主之病不离三经。如头眉齿诸病，三经之风热也，如漏带痈疽诸病，三经之湿热也。风热者辛以散之，湿热者温以除之……又能排脓生肌止痛。"

　　　　白芷 10g　　　　生姜 20g　　　　葱白 3 根　　　　淡豆豉 50 粒

　　水煎服，名神白散。主治时行一切伤寒外感，男女老少、孕妇皆可服之。

　　白芷一味，洗晒研为细末，炼蜜为丸，每丸重 6g，名都梁丸。主治头风头痛，每服 1 丸，清茶或荆芥汤送下。

　　白芷同辛夷花、苍耳子合用，治鼻渊、鼻衄、齿痛、眉棱骨痛。

　　白芷为末可做面脂，治面䵟粉刺、长肌肉、悦颜色。

川派中医药名家系列丛书

学术思想

龚志贤

一、慢性支气管炎"治肺先治痰，辨痰之所由生"

龚老治学严谨，熟读《内经》《难经》，对于《伤寒论》《金匮要略》理解独到，医理精湛，强调治病求本，对中医治疗慢性支气管炎积累了丰富的临床经验，相关论述包含在《几种慢性炎症性疾患的证治要点》一文中。该文一经发表，便被翻译介绍到日本及周边国家，引发了广泛反响。

龚老认为，慢性支气管炎临床体现两大病理特点：一是反复、持续咳喘；二是咯痰。中医根据慢性支气管炎临床表现将其归入"咳嗽""喘证""痰饮"等病证范畴。对该病的认识最早见于《黄帝内经》，历代医家均有较详细的记载及研究。慢性支气管炎可因外感六淫、脏腑功能失调，特别是肺、脾、肾三脏功能失调而致痰邪壅滞，阻碍气道不得升降，发为咳喘。另一方面，肺的宣发肃降功能失常，则影响气血津液输布全身，水湿邪气潴留，聚而生痰，复又阻碍气道。由此可见，痰不但是慢性支气管炎的发病原因，更是本病的病理产物，二者常相互影响，使本病愈发难愈。

龚老在临床治疗本病时注重辨"痰"，他认为咯痰是慢性支气管炎的病理生理反应，也是病情加重或减轻的一个重要标志。临床上常见随着痰量的减少和消失，咳喘亦得以好转和缓解。因此，对痰的辨证和治疗在本病中占有特殊位置。痰是人体阴阳失调的病理产物，又是"从外知内""见标识本"，据以辨证的重要客观依据。其产生机制，与肺、脾、肾三脏功能紊乱有关。内因如肺失通调、脾失健运、肾水上泛，外因如六淫寒热之邪犯肺等，皆可使水液输化失常，聚而为痰。

龚老认为，慢性支气管炎所生之痰亦不可概而论之，五脏六腑、阴阳、寒热、外邪、内伤均可生痰，如贸然施治，一味化痰而不问痰从何来，则易一叶障目，不见其本矣。应辨痰之所由生，这便是龚老强调的"审因"，亦是中医治病必求其本的根本原则。本病病在肺，又不止于肺。这一观点开阔了治疗思路，不局限于治疗"肺"之疾，同时跳出了治疗"炎症"的狭隘，从而能更好地发挥中医辨证论治的作用。

本病所生之痰大体可分为寒痰、湿痰、热痰、燥痰四种，一般可从量的多少、质的清浊、色的黄白、咯出易否等辨别。前人从实践中总结出"沫清是寒痰""多而易出是湿痰""稠浊是热痰""少而黏稠，不易咯出是燥痰"，可供参考。结合脉象、舌象和其他症状，辨出痰所由生而可疗此疾。

龚老治疗本病不拘泥一方一法，据审因辨痰之所得选择所宜之方药：寒痰因于阳虚，当温化，即"病痰饮者，当以温药和之"。肺脾阳虚者，宜苓甘五味姜辛夏仁汤（茯苓、甘草、五味、干姜、细辛、半夏、杏仁）；脾阳不运者，宜理中二陈汤（党参、干姜、白术、茯苓、半夏、陈皮、甘草）；肾阳亦虚者，宜加减真武汤（附子、白术、白芍、干姜、五味、细辛、法夏、甘草）。湿痰当燥之，宜二术二陈汤（白术、苍术、陈皮、半夏、茯苓、甘草）。热痰当清化，宜清金化痰汤（黄芩、山栀、桔梗、麦冬、桑皮、贝母、知母、瓜蒌仁、橘红、茯苓、甘草）。燥痰当润之，宜养阴清肺汤（玄参、麦冬、生地黄、白芍药、贝母、牡丹皮、薄荷、甘草）。

由肺而脾至肾，表示病情渐次加重，因此，治疗病已累及肾脏的肾虚病人，较病在肺脾者困难。龚老在临床上，对肾阳虚者，重用附子等温阳药，自拟扶肾蠲饮汤（制附片 30g，干姜 12g，桂枝 12g，半夏 12g，细辛 6g，炙甘草 9g），用于畏寒怯冷、咳喘动则尤剧，咯白色泡沫痰，量多易出，舌淡苔白滑，脉弦尺弱者有效。

龚老还强调，应重视固本培元。在病情缓解期，要注意锻炼，增强体质，坚持做一些保健操，如太极拳、呼吸操之类。要严防感冒。药物治疗重在扶正培本，视何脏虚损而予以相应调补。肺虚卫气不固易感冒者，用玉屏风散。脾虚消化力弱者，用香砂六君子汤。肾虚动则气喘者，酌情选用金匮肾气丸、麦味地黄丸、左归丸、右归丸之类加减，剂量宜小，贵在坚持，不可操之过急。

二、"虚肾实膀胱"乃慢性肾盂肾炎的重要病机

肾盂肾炎以尿频、尿急、尿痛等尿路激惹症状为主要临床表现，属中医淋证范畴。

急性期以膀胱湿热为突出表现，要在祛邪，祛邪即所以扶正。临床上常用的柴苓汤、八正散、小蓟饮子等方剂，具体适应证虽有所差异，但利尿通淋、清热除湿的法则如一。

慢性者由于病情迁延，或反复感染，加之较长期用苦寒清利之品，正虚之象较著，不宜用上述方药治疗，否则反损正气，于病无益。正如清代《证治汇补》所云："如气淋脐下妨闷，诚为气滞，法当疏利；若气虚不运者，又宜补中。"龚老长期观察所见，慢性肾盂肾炎由病灶局部所致的尿路刺激症状等湿热证表现多不明显，主要表现为肾虚、气阴不足等正气受损的全身阴阳失调，又兼有腹胀满痛、小便涩滞、尿后余沥不尽等膀胱实象，因此，提出"虚肾实膀胱"为慢性肾盂肾炎的重要病机，治疗重在扶正养阴培元。

肾气不足者（腰痛绵绵，尿频色清，余沥不尽，脉沉细，苔薄白），宜补益肾之元气，用菟丝子汤（菟丝子、枸杞、山药、莲子、茯苓）。肾阴虚而湿热残留者（腰痛较著，五心烦热，尿频、尿意不尽，脉细或数，舌红苔少），宜滋养肾阴，佐以清热，用知柏地黄汤（知母、黄柏、生地黄、山茱萸、山药、泽泻、牡丹皮、茯苓）。气阴不足，湿热未尽者（腰酸胀，小便滞涩，尿意不尽，小腹微胀，同时伴有较明显的倦怠乏力、少气懒言，苔薄黄，脉虚细或细弦），宜益气养阴，兼以清利，用清心莲子饮（党参、黄芪、石莲肉、麦冬，地骨皮、茯苓、柴胡、车前子、黄芩、甘草）。

其中清心莲子饮载于《太平惠民和剂局方》等书，原治"上盛下虚，心火上炎"诸证。龚老用以治疗慢性肾盂肾炎的某些证型，疗效颇佳。从方药组成来看，本方以益气养阴为主、清心利小便为辅。非仅益气养阴以扶正，且可清心利小便以治淋。因心合小肠，小肠移热于膀胱，亦为淋证病机之一。朱丹溪治淋强调"调平心火"，谓"心合小肠，心清则小便利"，此论是对淋证病机、治则的发展和补充。目前中医临床对此种观点仍有争议。

龚老辨证准确，用方独到，认为本方证临床所见较多，若辨证有困难者，不妨先试投本方。切勿囿于肾虚、膀胱湿热及淋证忌补之说，而置本方于不用。

龚老曾治一中年女性，患肾盂肾炎数年，因用多种抗生素药物治疗无效，又呈急性发作而来就诊。初用柴苓汤、五淋散（当归、白芍药、栀子仁、茯苓、甘草）等清利之剂，尿路症状缓解。仍觉腰痛绵绵、乏力倦怠、心悸短气、不耐劳累、心烦不寐，舌尖红，苔薄白，脉细小数。又按肾阴亏损辨治，予知柏地黄汤、保阴煎（生地黄、熟地黄、天冬、麦冬、玉竹、鳖甲、龟板、龙眼肉、牛膝、茯苓、山药）之类近2个月，除腰痛稍减外，余症依然，且持续高菌尿。乃改用清心莲子饮，以车前草代车前仁，加忍冬藤，10余日后，在症状日渐好转的同时，尿菌计数下降，终至菌尿消失而获痊愈。

值得注意的是，尽管慢性肾盂肾炎无明显的尿路刺激症状等湿热表现，但由于尿菌未转阴，湿热蕴于下焦，在某种诱因作用下，又可再次呈现急性发作。因此，在扶正调理阴阳的同时，必须佐以解毒清利之品。在辨证运用以上方剂时，应选加车前草、忍冬藤、萹草、黄芩、柴胡之类药2~3味。

总体来说，龚老治疗慢性肾盂肾炎强调以扶正养阴培元为主，既重视整体的调整，又重视菌毒之为患，兼用清利之品以去湿热。如只侧重一面进行治疗，结果并不满意。若在辨证确切的基础上，加用清利之品，则收效较快，症状消失，菌尿转阴。此外，在菌尿转阴后，为了巩固疗效，还应守方一段时间，方可收到病证两愈的预期效果。

学术传承

川派中医药名家系列丛书

龚志贤

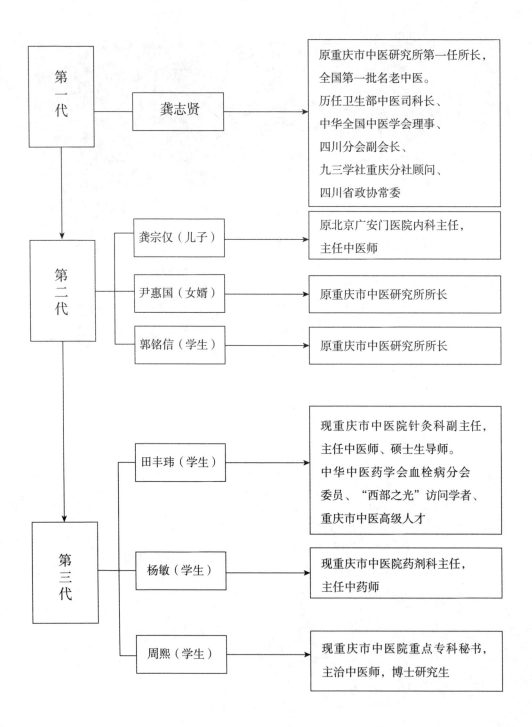

第一代　　龚志贤　　　原重庆市中医研究所第一任所长，
全国第一批名老中医。
历任卫生部中医司科长、
中华全国中医学会理事、
四川分会副会长、
九三学社重庆分社顾问、
四川省政协常委

第二代　　龚宗仪（儿子）　　原北京广安门医院内科主任，
主任中医师

尹惠国（女婿）　　原重庆市中医研究所所长

郭铭信（学生）　　原重庆市中医研究所所长

第三代　　田丰玮（学生）　　现重庆市中医院针灸科副主任，
主任中医师、硕士生导师。
中华中医药学会血栓病分会
委员、"西部之光"访问学者、
重庆市中医高级人才

杨敏（学生）　　现重庆市中医院药剂科主任，
主任中药师

周熙（学生）　　现重庆市中医院重点专科秘书，
主治中医师，博士研究生

1.第一代：龚志贤，为中医临床大家，内、外、妇、儿均有涉猎，中医思维法度严谨，临床处方博采众长，对待西医知识学为己用，疗效颇佳。先生的处方在今日临床上仍广泛应用。

2.第二代：龚宗仅、尹惠国，均为龚志贤先生家人，郭铭信为龚志贤先生学生。三位分别整理了龚志贤先生部分临床经验，继承了龚志贤先生的主要学术思想，改良了部分处方，其中济生乌梅片申报了院内制剂。

3.第三代：田丰玮、杨敏、周熙，均为尹惠国的学生，全面整理、挖掘、开发龚志贤的临床经验和处方，提炼其学术思想，现已经为济生乌梅胶囊申报了新药批件。

川派中医药名家系列丛书

代表论著

龚志贤

一、论文

［1］龚志贤.正确对待联合诊所［J］.中医杂志，1957（6）：319.

［2］龚志贤.注意避免浪费贵重药品［J］.中医杂志，1957（4）：207.

［3］龚志贤.伤风感冒的辨证疗法［J］.中医杂志，1958（3）：166–167，149.

［4］龚志贤.临床经验［J］.重庆医药，1973（4）：31–32.

［5］龚志贤.临床经验——二、积食、下痢［J］.重庆医药，1973（5）：18–20.

［6］龚志贤.临床经验［J］.重庆医药，1973（6）：53–60.

［7］龚志贤.肝炎、肝硬化的初步治疗经验（一）［J］.重庆医药，1974（2）：49–54.

［8］龚志贤.肝炎、肝硬化的初步治疗经验（二）［J］.重庆医药，1974（3）：47–50.

［9］龚志贤.肝炎、肝硬化的初步治疗经验（三）［J］.重庆医药，1974（4）：57–62.

［10］龚志贤.咳嗽病辨证论治［J］.重庆医药，1976（2）：69–72.

［11］龚志贤.咳嗽病辨证施治（二）［J］.重庆医药，1976（4）：12–21

［12］龚志贤.咳嗽病辨证论治（三）［J］.重庆医药，1976（6）：21–35.

［13］龚志贤.出血的治疗［J］.重庆医药，1977（1）：20–23.

［14］龚志贤，郭铭信.略论乌梅丸的临床运用［J］.重庆医药，1980（1）：22–24.

［15］龚志贤.乌梅丸治花翳白陷（慢性角膜炎、角膜溃疡）［J］.新中医，1980（2）：30.

［16］龚志贤.济生乌梅丸加味治疗直肠、声带、宫颈息肉［J］.新中医，1983（11）：33–34.

［17］龚志贤.谈谈学习《伤寒论》［J］.四川中医，1983（1）：12–13.

［18］龚志贤.眩晕医案五则［J］.中医杂志，1983（8）：20-21.

［19］龚志贤.乌梅丸的临床运用［J］.山东中医药杂志，1984（6）：38-39.

［20］龚志贤.我练五禽图气功的体会［J］.山东中医学院学报，1985（1）：57-58.

二、著作

［1］龚志贤.龚志贤临床经验集［M］.北京.人民卫生出版社，2012.

［2］朱世增.龚志贤论杂病［M］.上海.上海中医药大学出版社，2009.

1907 年：生于四川巴县。

1920～1923 年：师从李寿昌老中医。

1923～1932 年：与李寿昌、龚志贤之长兄共组"三友医社"，在重庆五布、姜家、二圣三乡行医。

1932 年：考入重庆针灸讲习所学习针灸 6 个月，结业后在重庆开办针灸科学研究所，后停办。

1933～1935 年：在中医张乐天的国粹医馆行医。

1935～1942 年：在名中医吴棹仙开办的国医药馆行医。

1942～1951 年：在重庆创办国医学院，并任院长。

1951～1954 年：在西南卫生部工作，任中医科副科长。

1954 年：至北京中央卫生部中医司工作，任管理科科长。

1956～1961 年：任北京医院中医科主任。

1961～1967 年：参与组建重庆市中医研究所，历任研究员、院长。

1965 年：学术思想"治肺先治痰，辨痰之所由生"经国家科委评审列为医药卫生重大科研成果。

1978 年：获得全国科技大会表彰。

1981 年：发表《几种慢性炎症的证治要点》，被日本三家中医学术研究组织所转译。

1983 年：出版《龚志贤临床经验集》。

2012 年：再版《龚志贤临床经验集》。